ESSAI

SUR

LA STRUCTURE ET LES FONCTIONS

DU FOIE;

Par CHARLES-GUILLAUME ÜBERSAAL,

DOCTEUR EN MÉDECINE,

AIDE-ANATOMISTE A L'ÉCOLE DE MÉDECINE DE STRASBOURG.

STRASBOURG,

De l'imprimerie de LEVRAULT, imprimeur de l'École de médecine.

AN XIII (1805).

A MESSIEURS

LES PROFESSEURS

DE L'ÉCOLE

DE MÉDECINE DE STRASBOURG;

ET A MON PÈRE,

PH. L. ÜBERSAAL,

Licencié en droit et notaire public à la résidence
de Strasbourg :

*Comme un témoignage de ma gratitude et de
mon plus profond respect.*

ÜBERSAAL.

ESSAI

SUR

LA STRUCTURE ET LES FONCTIONS

DU FOIE.

INTRODUCTION.

Le foie est sans contredit un des organes les plus importans du corps humain. Cette vérité a été sentie dès la naissance de la médecine ; les anciens philosophes se sont occupés avec beaucoup de soin de la structure et des fonctions de ce viscère. Cet organe est un des premiers qui soient formés et mis en action dans le fœtus. Il est destiné d'abord à opérer une fonction principale ; celle d'assimiler le sang qui passe de la mère à l'enfant et de le rendre propre à sa nutrition : plus tard, quand le produit de la conception est plus fort et plus vigoureux, il est chargé d'un autre genre de travail, de la sécrétion de la bile ; ceci arrive quelque temps après le sixième mois de la grossesse, et c'est là la fonction à laquelle il est destiné pour le reste de la vie. Cet organe est aussi intéressant pour le physiologiste, sous le rapport de ses fonctions et de ses utilités, que pour le médecin praticien, qui trouve en lui la source et le siége d'une infinité de maladies.

Attaché depuis quelque temps à l'amphithéâtre anatomique de l'École de médecine de Strasbourg, j'ai eu la facilité de disséquer la plupart des cadavres destinés à cette partie de l'enseignement et dont le nombre se monte, chaque année, à plus de trois cents. Le foie ayant surtout attiré mon attention, à raison des maladies fréquentes auxquelles il est sujet, je me suis livré depuis près d'une année à l'examen particulier de cet organe : j'ai fait beaucoup d'injections pour vérifier tout ce qui a été avancé relativement à sa structure, et j'ai eu la satisfaction d'apercevoir quelques nouveaux faits, principalement sur la marche et la terminaison des vaisseaux lymphatiques ; j'en présenterai d'autres sous des points de vue différens de ceux sous lesquels on les a considérés jusqu'à présent, et je réfuterai quelques assertions que mes recherches m'ont fait regarder comme erronées.

J'ai divisé le résultat de mes recherches en deux sections principales. J'exposerai dans la première la description anatomique de toutes les parties qui concourent à la formation du foie ; j'examinerai successivement sa situation, sa conformation externe, ses ligamens, ses enveloppes, ses vaisseaux, tant sanguins que lymphatiques, ses nerfs, ses conduits excréteurs, la distribution des vaisseaux dans l'intérieur de cet organe, leur terminaison, la structure des grains glanduleux du foie, et enfin je terminerai par la description et la structure de la vésicule du fiel.

Dans la seconde section, je traiterai de tout ce qui a rapport à la sécrétion, la conservation, l'excrétion et les usages de la bile. Je prouverai d'abord que c'est le foie seul, et non la vésicule du fiel, qui sécrète l'humeur biliaire ; je démontrerai que c'est la veine-porte qui est destinée à fournir le sang pour cette sécrétion. Je parlerai ensuite du cours du sang dans l'intérieur du foie, des propriétés vitales et organiques de ce viscère, des phénomènes de la sécrétion de la bile, des usages de la rate, en tant qu'ils ont rapport à cette fonction, de la quantité de bile sécrétée dans un certain espace de temps, des changemens que cette humeur éprouve dans la vésicule du fiel : je tracerai l'historique des différentes opinions émises sur l'utilité de cette humeur ; puis j'examinerai les propriétés physiques et chimiques de la bile ; et enfin je rapporterai succinctement quelques - unes des principales opinions des modernes sur son utilité dans la digestion.

C'est par ce dernier article que je terminerai la tâche qui m'est imposée. J'ai employé toutes mes facultés pour chercher à la remplir ; j'ai senti toutes les difficultés de mon projet et le peu de moyens que j'ai pour l'exécuter : cependant je me croirai assez payé de toutes mes peines si j'ai pu réussir en quelques points, et j'espère que l'on recevra les prémices de mes travaux avec bonté, et qu'on voudra bien m'appliquer cette maxime d'Ovide :

Ut desint vires, tamen est laudanda voluntas.

PREMIÈRE SECTION.

DESCRIPTION ANATOMIQUE DU FOIE.

§. I.er *Situation du foie.*

Ce viscère est situé dans la partie supérieure et droite du bas-ventre ; il est contenu dans la cavité du péritoine et occupe l'hypochondre droit, la partie supérieure de la région épigastrique et même très-souvent une portion de l'hypochondre gauche. Sa surface convexe et supérieure correspond à plus de la moitié droite du diaphragme ; sa surface inférieure et concave couvre postérieurement la partie supérieure du rein droit et, plus en avant, la capsule surrénale droite. Un peu plus antérieurement il est couché sur la courbure du colon, où il se réfléchit pour former le colon trans-verse ; plus en arrière et à gauche il touche la première courbure du duodénum. Le lobe gauche du foie couvre presque toute la partie antérieure et supérieure de l'estomac.

Dans le fœtus, cet organe occupe la partie supérieure, la moyenne et souvent même la plus grande partie de tout le bas-ventre : son bord inférieur descend jusqu'à l'ombilic, qui, comme l'on sait, est alors situé fort bas ; son lobe gauche couvre presque entièrement l'estomac. Il est à observer que le foie est proportionnellement d'autant plus grand dans le fœtus, que celui-ci est plus près de sa formation.

§. II. *Conformation externe du foie.*

Ce viscère a une forme très-irrégulière, qui ne peut être comparée à celle d'aucun corps connu. On y distingue deux faces, une supérieure antérieure, convexe, et une inférieure postérieure, concave. L'une et l'autre présentent différentes choses à observer : deux bords, un antérieur, mince et convexe, et un postérieur, épais et convexe aussi, mais plus épais à sa moitié externe et droite qu'à l'interne, qui est beaucoup plus mince ; deux extrémités ou angles, l'une du côté gauche, mince et pointue, l'autre à droite, plus épaisse et plus obtuse.

Faces du foie.

Face supérieure.

Elle est très-bombée, mais moins saillante du côté gauche que du côté droit ; elle remplit exactement la moitié droite de la voûte du diaphragme, à la concavité duquel elle est contiguë : sur cette face on n'observe que le ligament suspensoir, dont nous aurons occasion de parler plus bas.

Face inférieure.

Elle a reçu le nom de face inégale (*facies inæqualis*) : elle offre plusieurs enfoncemens ou sillons et quelques éminences à connoître.

1.° Le premier des sillons, et le plus considérable, occupe à peu près les deux tiers du milieu du diamètre transverse de la face inférieure du foie. Il se porte horizontalement de dedans en dehors ; il est plus large du côté droit que du côté gauche, assez profond, et porte le nom de sillon transverse, de sillon horizontal, à cause de sa situation, de grand sillon et de porte du foie (*portæ hepatis*) : c'est dans cet espace que se distribuent les vaisseaux qui se rendent à ce viscère.

2.° Au milieu du bord antérieur et un peu plus à droite, se trouve une excavation qui se rend jusque vers le milieu du sillon transverse, et qui est d'une profondeur à pouvoir loger la moitié d'un œuf de poule ; elle est destinée à recevoir la vésicule du fiel et porte pour cela le nom de fosse cystique, et, à cause de sa situation, celui de sillon longitudinal droit antérieur.

3.° Du même bord antérieur, mais un peu plus à gauche, il part un autre sillon qui se termine dans le transverse ; il est assez profond, mais étroit, et a reçu le nom de scissure longitudinale gauche antérieure, ou scissure pour la veine ombilicale, parce qu'il sert à loger, dans le fœtus, ce dernier vaisseau, dont nous parlerons plus bas.

4.º Il existe un autre sillon, qui part de la moitié gauche de la scissure transversale pour se rendre au bord postérieur du foie, et qui a reçu le nom de sillon pour le conduit veineux, parce qu'il loge cette dernière veine dans le fœtus ; on l'appelle aussi sillon longitudinal droit postérieur.

5.º On découvre une fosse assez profonde, située parallèlement à la scissure que nous venons de décrire, mais à la distance d'environ un pouce et demi et vers le côté gauche : elle commence au sillon transversal et vient aboutir au bord postérieur du foie. Cette fosse, qui quelquefois est changée en un canal par une portion de substance hépatique qui la couvre inférieurement, loge la veine cave, et c'est pour cela qu'elle a reçu le nom de fosse pour la veine cave ; on l'appelle aussi sillon longitudinal gauche postérieur.

Sur la face inférieure du lobe droit, on observe encore deux autres impressions, dont l'antérieure, plus grande, répond à la courbure de l'intestin colon, sur laquelle elle est appuyée, et dont la postérieure, plus petite, correspond à la partie supérieure du rein droit et à la capsule surrénale du même côté.

Le lobe gauche présente inférieurement deux enfoncemens : le postérieur est assez large, peu profond, et répond à la surface antérieure et supérieure de l'estomac, qui, comme nous l'avons dit, le couvre presque entièrement ; l'enfoncement antérieur reçoit la partie moyenne et supérieure du colon transverse.

Lobes du foie.

Le sillon longitudinal gauche antérieur et le gauche postérieur divisent la face inférieure du foie en deux portions. Cette division est également marquée, à sa partie supérieure et convexe, par le ligament suspensoir, dont nous parlerons bientôt. Par ces enfoncemens le foie est divisé en deux parties, de grandeur inégale, dont l'une droite a reçu le nom de lobe droit, et l'autre gauche a été désignée sous celui de lobe gauche.

1. Le *lobe droit*, ou *grand lobe*, comprend à peu près les deux tiers de toute la masse du foie : il est convexe supérieurement, et sa convexité est plus saillante que celle du lobe gauche; il présente inférieurement deux autres petits lobes, qui sont placés sur lui, comme nous le verrons plus bas.

2. Le *lobe gauche*, ou *petit lobe*, n'offre rien de particulier; il est moins bombé supérieurement que le droit, et présente inférieurement les deux enfoncemens dont j'ai parlé plus haut.

3. La scissure longitudinale droite antérieure, la scissure transverse et la fosse pour la vésicule du fiel, circonscrivent une portion de la substance du foie, de figure rhomboïdale, appelée par les premiers anatomistes *lobe innominé*, et ensuite, par rapport à sa forme, *lobe carré*. L'angle gauche et postérieur de ce lobe s'allonge en pointe et pénètre jusque sur le sillon transversal; on lui a donné le nom d'*éminence porte antérieure*.

4. Le *lobe de* SPIEGEL est cette autre portion de la substance du foie qui se remarque à la face inférieure du lobe droit de ce viscère, qui est circonscrite antérieurement par le sillon transverse, à droite par le longitudinal droit postérieur, et à gauche par le sillon longitudinal gauche postérieur. Sa forme peut assez bien être comparée à une pyramide à trois faces, dont le sommet est allongé et tourné vers le milieu du sillon transverse, sur lequel elle avance un peu et forme une éminence qui cache en partie la division de la veine-porte; cette éminence a reçu le nom d'éminence porte postérieure (*tuberculum papillare*). Sur le côté droit de cette papille se trouve une autre petite éminence, qui s'étend jusque entre la veine cave et la branche gauche de la veine-porte, et qui est connue sous le nom d'éminence rayée (*eminentia caudata*).

§. III. *Ligamens qui fixent le foie.*

Les ligamens destinés à fixer le foie sont tous fournis par des duplicatures du péritoine, qui, en s'épanouissant sur cet organe, deviennent pour lui une membrane externe. Ces ligamens sont au nombre de quatre, savoir, 1.º le ligament suspensoir, 2.º le ligament latéral droit, 3.º le latéral gauche, et 4.º le ligament coronaire.

1. Le *ligament suspensoir* monte de dedans en dehors et de gauche à droite, depuis l'ombilic jusqu'au trou du diaphragme destiné au passage de la veine cave; il s'attache au foie depuis le sillon pour la veine ombilicale jusqu'au bord postérieur de ce viscère, à l'endroit où cette veine passe par le diaphragme. Ce ligament est composé de deux feuillets, qui, lorsqu'il est arrivé vers la face externe du foie, se séparent et tapissent, chacun de son côté, la surface externe de cet organe. C'est dans la partie antérieure de ce ligament que se trouve logée, dans le fœtus, la veine ombilicale, qui, dans l'adulte, forme un cordon ligamenteux et dont la description sera donnée plus bas.

C'est entre les deux lames de ce ligament, que se dirigent une partie des vaisseaux lymphatiques de la face convexe du foie pour se rendre à leur destination.

2. Le *ligament latéral droit* est, comme le ligament suspensoir, une duplicature du péritoine, qui, après avoir tapissé les parties antérieure et postérieure du diaphragme, constitue deux feuillets, lesquels s'approchent vers le bord supérieur du foie, se séparent derechef, de manière que le feuillet antérieur se réfléchit sur la face supérieure et le feuillet postérieur sur la face inférieure du foie. Ce ligament occupe tout le bord postérieur et supérieur du lobe droit du foie et une petite portion de la face inférieure, depuis son angle externe jusqu'au ligament coronaire, près duquel il se termine.

3. Le *ligament latéral gauche* est construit, comme les deux pré-

miers, d'une duplicature du péritoine, qui du diaphragme se rend au bord postérieur supérieur du lobe gauche du foie et s'y termine comme aux précédens.

4. Le *ligament coronaire* n'est pas composé comme les autres : on comprend sous cette dénomination le tissu cellulaire qui fixe directement au diaphragme la partie moyenne du bord supérieur et postérieur du foie. Cette adhérence est entourée par un repli du péritoine, qui abandonne le diaphragme pour former la membrane externe du foie.

Indépendamment de ces ligamens, il y en a un autre, mais qui ne sert pas à fixer le foie dans sa position respective : celui-ci, qui a reçu le nom de petit épiploon ou d'épiploon gastro-hépatique, est formé par la membrane du foie, laquelle abandonne cet organe à la fosse du conduit veineux et forme par conséquent deux lames, qui se rendent à la petite courbure de l'estomac.

§. IV. *Enveloppes du foie.*

Le foie est revêtu de deux membranes, dont l'externe est empruntée du péritoine, qui, en formant les ligamens pour fixer cet organe, s'épanouissent sur lui et tapissent de cette manière toute sa surface externe. Cette première membrane, que l'on pourroit nommer tunique péritonéale du foie, est lisse et polie sur sa surface externe et présente toutes les propriétés du péritoine, dont elle est une continuation : elle est attachée à la seconde tunique ou à la tunique interne par un tissu cellulaire très-court et ne peut en être séparée que par la macération ou à l'aide du scalpel : elle reçoit une assez grande quantité de vaisseaux artériels, qui viennent s'y rendre par les ligamens et qui tirent leur origine de l'artère diaphragmatique inférieure, de la mammaire interne, de la coronaire stomachique, etc. Ces vaisseaux sont trop considérables pour servir seulement à la nutrition de cette tunique ; c'est pour-

quoi il me paroît qu'ils sont destinés à sécréter une humeur propre à lubréfier la surface externe du foie, pour la rendre plus lisse
et moins sensible aux frottemens, que les autres viscères et les parois du bas-ventre pourroient exercer sur lui.

La seconde tunique ou tunique interne, à laquelle on pourroit
aussi donner le nom de tunique propre du foie, n'est connue que
depuis peu de temps. HALLER [1] dit que la tunique péritonéale est liée
au foie au moyen d'un tissu cellulaire court, dans lequel les vaisseaux hépatiques superficiels forment des réseaux, et que ce tissu
cellulaire s'enfonce dans la substance du foie. WINSLOW [2] dit,
après avoir parlé d'abord de la membrane externe du foie : « La
« surface externe de cette tunique est très-polie ; sa surface in-
« terne est inégale et composée de quantité de feuillets membra-
« neux très-fins, entre lesquels on découvre assez distinctement
« un grand nombre de vaisseaux lymphatiques, tant sur la conca-
« vité que sur la convexité du foie. On ne trouve pas si facile-
« ment ceux qui suivent le tissu filamenteux en dedans. »

AMBODIK [3] est le premier qui ait décrit avec soin la structure
de cette membrane : il dit avoir injecté ses vaisseaux avec un
tel succès que la matière a passé dans les veines lymphatiques.

LÆNNEC [4] décrit aussi cette membrane ; mais il ne parle pas D'AM-
BODIK, qui l'a cependant décrite vingt-cinq ans auparavant.

Cette tunique est très-adhérente à la membrane externe et ne
peut en être séparée, comme nous l'avons déjà observé, qu'à
l'aide de la macération ou avec le scalpel. Sa surface externe est
contiguë à l'interne de la tunique péritonéale ; elle est lisse, et liée

---

1. *El. Ph.* VI, p. 511.
2. Exposition anat. t. III, p. 373, n.° 284.
3. *Dissertat. de hepat.*, *Argent.* 1775, p. 6.
4. Dans une lettre à Monsieur DUPUYTREN, chef des trav. anat. de l'Éc. de méd. de Paris,
insérée dans le Journal de médecine par MM. CORVISART, BOYER, etc., Tom. 5, p. 539 et suivantes, cahier de Ventôse an XI.

à celle-ci par un tissu cellulaire très-court et par un très-grand nombre de vaisseaux lymphatiques et autres qui la traversent. Elle paroît être composée de différens feuillets, que l'on peut souvent détacher en assez grand nombre. Sa face interne est inégale : on y observe une très-grande quantité de vaisseaux lymphatiques qui en proviennent, et qui de là se rendent dans l'intérieur du foie. Elle admet dans sa composition une assez grande quantité d'artères, qui tirent leur origine des branches superficielles de l'artère hépatique, s'anastomosent entre les lames de cette tunique et se distribuent en réseaux qui, injectés, sont très-agréables à voir. D'après Lænnec, cette tunique doit suivre les vaisseaux jusque dans l'intérieur du foie et leur fournir une membrane externe.

§. V. *Vaisseaux sanguins du foie.*

Cet organe reçoit une très-grande quantité de sang : non-seulement il admet du sang artériel et veineux, comme les autres viscères ; mais il en reçoit encore une autre espèce, qui, quoique veineuse, est destinée à opérer une sécrétion. Nous allons d'abord examiner les vaisseaux qui se rendent dans cet organe, et nous parlerons de leurs usages dans la seconde partie de cet essai.

Les vaisseaux du foie peuvent être divisés en deux classes : je traiterai, dans la première, de ceux qui apportent le sang au foie, et dans la seconde, de ceux qui le ramènent de ce viscère.

I. Les vaisseaux qui apportent le sang au foie, sont :

1.º L'artère hépatique et quelques autres petites branches artérielles ;

2.º La veine-porte ;

3.º La veine ombilicale dans le fœtus.

II. Les vaisseaux qui ramènent le sang du foie, sont :

4.º Le conduit veineux dans le fœtus ;

5.º Les veines hépatiques.

1.° *L'artère hépatique et quelques autres petites branches artérielles.*

L'*artère hépatique* est la principale des artères qui se rendent au foie ; elle forme un des trois troncs qui résultent de la division de l'artère cœliaque. Sortie de cette tige commune, elle monte, de derrière en devant et de gauche à droite, sur la partie supérieure de la tête du pancréas et sur la seconde courbure de l'intestin duodénum. Arrivée à cet endroit, elle se divise en deux branches : 1.° une descendante, qui porte le nom de gastro-duodénale et qui donne des rameaux au pylore, à l'estomac, à l'épiploon et au duodénum ; 2.° une ascendante, plus considérable, qui reçoit le nom d'artère hépatique proprement dite. Cette artère s'avance, derrière le conduit hépatique, vers le sillon transverse, et se divise, à environ un pouce de distance de celui-ci, en deux branches principales, l'une droite et l'autre gauche, qui se séparent presque à angle droit, pour se distribuer chacune dans le lobe auquel elle appartient. La branche droite est ordinairement un peu plus longue et plus considérable que la gauche et donne, avant que d'entrer dans le foie, un ou deux petits rameaux qui se distribuent dans le lobe de Spiegel, et un autre qui s'avance vers la vésicule du fiel pour s'y distribuer, et qui pour cela a reçu le nom d'artère cystique, d'artère jumelle, parce que, parvenu sur ce réservoir, il se divise en deux branches qui continuent leur chemin presque parallèlement.

La branche gauche de l'artère hépatique est plus courte et moins épaisse que la droite ; elle s'avance vers l'angle gauche du sillon transverse, et donne, avant que d'entrer dans le foie, un ou deux petits rameaux au lobe carré.

On a vu l'artère hépatique ne se distribuer que dans le lobe gauche du foie ; mais alors la coronaire stomachique fournissoit un rameau considérable, qui remplaçoit celui qui manquoit.

La *mammaire interne* donne quelques ramuscules, qui se distribuent principalement dans le ligament suspensoir.

L'épigastrique se comporte de la même manière que la précédente.

L'artère capsulaire droite donne quelques ramuscules qui se perdent sous les tégumens de la partie inférieure du foie.

L'artère spermatique droite fait de même ; mais les *artères diaphragmatiques*, l'inférieure principalement, envoient par les ligamens latéraux quelques branches, qui se ramifient, sous la membrane externe du foie, en réseaux, que l'on trouve déjà décrits et gravés dans RUISCH. [1]

Toutes ces petites branches artérielles que nous venons de désigner, s'anastomosent avec les vaisseaux superficiels du foie et contribuent, sans doute, à la sécrétion d'une humeur destinée à lubréfier la face externe de ce viscère.

2.° La *veine-porte*.

La veine-porte est le plus intéressant des vaisseaux du foie et celui qui fournit seul le sang destiné à la sécrétion de la bile : elle a reçu ce nom parce qu'elle se divise dans l'espace compris entre les deux éminences portes du foie, espace qui lui-même est désigné sous le nom de porte du foie. Cette veine est le vaisseau le plus considérable de ce viscère, et son diamètre égale ordinairement cinq à six fois celui de l'artère hépatique.

Elle résulte de la réunion de trois grosses veines, qui sont, 1.° la veine liénale, 2.° la grande mésaraïque, et 3.° la petite mésaraïque ou mésaraïque inférieure. Ces vaisseaux reçoivent tout le sang qui a été distribué à l'appareil digestif, et se réunissent, vers le milieu de la face inférieure du pancréas, en un seul tronc, qui a reçu le nom de veine-porte ventrale. Quelques auteurs ont appelé toutes les veines qui concourent à la formation de la veine-porte, rameaux abdominaux de cette veine : mais ce nom ne me paroît pas heureusement imaginé, et je crois que celui de racines de la veine-

---

1. *Thesaur. anat.* X, n.° 181, t. III, fig. 5.

porte, que d'autres auteurs ont proposé de lui substituer, est plus propre à désigner toutes les branches qui concourent à la formation de ce tronc veineux, et qu'il vaut mieux appeler branches de la veine-porte les ramifications de cette dernière dans l'intérieur du foie. Le tronc de la veine-porte passe du pancréas au-dessous du commencement de l'intestin duodénum, près du pylore, monte de derrière en avant et de gauche à droite jusqu'au milieu, mais un peu plus à droite, du sillon transversal du foie : dans ce trajet il reçoit encore la veine coronaire stomachique. Là il se divise en deux grosses branches, dont l'une est à droite, plus courte mais plus large, et l'autre à gauche, plus longue mais moins épaisse. Ces deux branches se séparent, presque à angle droit, du tronc commun et forment une ligne presque entièrement droite à leur division. La première se distribue, après s'être rendue à l'angle externe du sillon horizontal, dans toute l'étendue du lobe droit ; elle est plus considérable, parce que ce lobe, comme nous l'avons déjà remarqué, est plus grand que le gauche. Avant que de s'y distribuer, elle donne quelques petites branches au lobe de SPIEGEL.

La branche gauche occupe presque la moitié du sillon transverse et donne des branches tant au lobe carré qu'à celui de SPIEGEL : après avoir atteint l'extrémité gauche du sillon transverse, cette branche reçoit, dans le fœtus, antérieurement la veine ombilicale, et postérieurement le conduit veineux, dont nous aurons occasion de parler plus bas ; elle se divise ensuite dans toute l'étendue du lobe gauche du foie.

3.º *La veine ombilicale.*

La veine ombilicale naît du placenta par une infinité de petites racines, qui, après s'être réunies en rameaux et en branches, constituent un seul tronc, qui est compris dans l'épaisseur du cordon ombilical : arrivée jusqu'au nombril, elle entre dans le bas-ventre par l'anneau ombilical ; elle se loge dans la partie inférieure du ligament suspensoir, monte, de devant en arrière et de

droite à gauche, jusque vers l'extrémité du sillon longitudinal antérieur gauche. Dans son trajet elle donne des branches, des deux
côtés, aux deux grands lobes, et au lobule carré, à son entrée
dans le sillon ; elle devient plus grosse dans les branches dé-
crites, se recourbe de dehors en dedans et se termine enfin dans
la branche gauche de la veine-porte. Elle s'infléchit tellement à
sa terminaison, qu'on croiroit que la branche gauche de la veine-
porte et la veine ombilicale ne font qu'un tronc commun, qui se
recourbe seulement.

Aussitôt que l'enfant vient de naître, les premiers soins à lui
donner pour sa conservation sont de lui couper et de lier le cordon
ombilical, qui tombe après les premiers jours et qui ne laisse
pour toute marqué qu'une petite cicatrice, avec un enfoncement
que l'on nomme ombilic. Dès la naissance la veine ombilicale
devient inutile ; le fœtus n'a plus besoin du sang de la mère,
parce qu'il peut se nourrir par ses propres forces, et qu'il peut par
la respiration changer lui-même son sang veineux en sang artériel.

La veine ombilicale n'est plus alors qu'un canal borgne, qui ne
retient que le peu de sang qu'il contenoit lors de sa ligature. Ce
sang se coagule peu à peu. En même temps la veine ombilicale se
rétrécit insensiblement, parce que le cours du sang y est intercepté
et qu'elle n'est plus distendue par son fluide naturel ; et elle ne forme
plus, quelque temps après, qu'un cordon rond, placé à la partie
inférieure du ligament suspensoir. Dès que la circulation du sang
est établie dans l'enfant nouveau-né, il ne se rend plus autant de
sang vers le foie et surtout vers son lobe gauche ; alors ce viscère, qui dans le fœtus a été si volumineux et qui étoit chez lui
l'organe le plus considérable, diminue beaucoup de volume relativement à la grandeur de tout le corps, et l'on observe que
le lobe gauche du foie est particulièrement sujet à cette diminu-
tion. Enfin, on a remarqué que c'est vers la cinquième année
de la vie, que l'organe hépatique a acquis une grandeur propor-

tionnée à la masse du corps et qu'alors il ne croît plus qu'en proportion des autres organes.

4.° *Le conduit veineux.*

Après avoir décrit la veine ombilicale, qui conduit le sang du
placenta vers le foie et en partie dans la veine-porte, il nous reste
à examiner un canal par lequel la trop grande quantité du sang,
qui ne pourroit passer entièrement par le foie, est transmise directement dans la veine cave. Ce canal a reçu le nom de conduit
veineux d'ARANTIUS, en l'honneur de cet anatomiste, qui l'a le
premier décrit.

Ce vaisseau prend naissance du bord postérieur de la branche
gauche de la veine-porte, vis-à-vis le sillon longitudinal gauche
postérieur, dans lequel il est reçu ; il se porte, de dehors en dedans,
le long de ce sillon et se termine, sous un angle aigu, à la partie
supérieure du bord postérieur du foie, dans la veine cave, à l'endroit où elle sort de ce viscère pour passer dans le diaphragme.
Le conduit veineux n'a que la moitié du diamètre de la veine
ombilicale, ce que HALLER[1] avoit déjà observé. Le même auteur
remarque[2] que la veine ombilicale dans le fœtus a le double de
l'épaisseur de la veine-porte. Cette disposition prouve que la
plus grande partie du sang parvenu au foie par la veine ombilicale, est obligée de circuler dans les ramifications de la veine-
porte, pour arriver enfin, par les veines hépatiques, dans la veine
cave et de là dans le cœur ; et qu'une moindre portion de ce sang,
passant de suite de la veine ombilicale, par la branche gauche de la
veine-porte, dans le conduit veineux et par celui-ci dans la veine
cave, est transmise de cette manière directement au cœur.

Peu de temps après la naissance, le conduit veineux éprouve
le même changement que la veine ombilicale, et bientôt on ne
rencontre plus qu'une espèce de ligament au lieu d'un canal.

---

1. *El. Ph.* t. VI, p. 482.
2. *Ibidem*, p. 482.

L'espace de temps que la veine ombilicale emploie pour se fer-
mer complétement ne peut pas être déterminé avec précision;
mais il paroît qu'il n'excède pas une année.

Cependant on a des exemples qu'elle est restée plus long-temps
ouverte. HALLER rapporte quelques observations qui prouvent
qu'elle peut rester dans cet état jusqu'à l'âge de trente à trente-
cinq ans ; et sur un homme de trente et quelques années je l'ai
trouvée ouverte jusqu'à l'étendue d'un demi-pouce de l'ombilic.
DUVERNEY dit qu'un homme de trente-cinq ans mourut d'hémor-
ragie par l'ombilic, et qu'après la mort il a reconnu que cette
veine étoit entièrement ouverte.

Le conduit veineux s'oblitère aussi bientôt après la naissance;
mais on ne peut pas indiquer l'époque précise à laquelle cette
oblitération s'opère : HALLER assure l'avoir vue complète le vingt
et unième jour après la naissance.

5.° *Les veines hépatiques.*

Les veines hépatiques sont destinées à ramener dans le torrent
de la circulation le sang restant de la sécrétion de la bile. Elles
commencent par les radicules très-petites de chacun des grains glanduleux qui composent le foie. Ces radicules, qui reçoivent non-
seulement le sang de l'artère hépatique mais encore celui de la
veine-porte, se réunissent peu à peu en rameaux plus considérables, qui, au lieu de suivre le trajet des autres vaisseaux sanguins,
les abandonnent et s'en séparent en formant un angle avec eux. Les
rameaux se constituent bientôt en branches qui gagnent les bords
postérieur et supérieur du foie. Arrivées en cet endroit, ces branches forment plusieurs troncs, dont quelques-uns sont assez gros,
et ordinairement au nombre de trois : le plus gros, qui vient du
lobe droit, est si large qu'on peut facilement y introduire le bout
petit doigt ; le second en grosseur vient du lobe gauche et finit
un peu au-dessus de l'endroit où le conduit veineux se terminoit
dans le fœtus ; le troisième, qui est le plus petit en diamètre, pro-

vient du milieu du foie et égale à peu près le tiers du diamètre du plus gros tronc. Les petites branches sont au nombre de vingt à vingt-huit, dont six ou huit sont plus considérables ; elles viennent principalement du milieu du foie et se terminent dans la face de la veine cave, qui est attachée au foie dans le sillon qu'elle occupe. Les trois grosses branches se terminent dans la veine cave, là où elle sort du foie pour passer dans le diaphragme. On a cru apercevoir plusieurs valvules à l'embouchure de ces vaisseaux : mais on ne découvre rien de semblable lorsqu'on examine ces parties bien attentivement ; de manière qu'il est vraisemblable qu'on a pris pour des valvules les bords, plus ou moins éminens et plus ou moins repliés, des rameaux qui se terminent obliquement dans leurs troncs respectifs.

Les veines hépatiques ont des anastomoses très-considérables avec la veine-porte, ce qui fait que la matière à injection passe facilement des unes dans les autres.

§. VI. *Vaisseaux lymphatiques du foie.*

Le foie reçoit une très-grande quantité de vaisseaux lymphatiques : en injectant sa surface externe et surtout la partie supérieure, on en découvre une quantité innombrable. WERNER et FELLER [1] ont injecté ces vaisseaux, qu'ils ont décrits les premiers, et les ont représentés dans les planches jointes à leur ouvrage.

On peut diviser les lymphatiques du foie en deux classes : 1.° les superficiels, qui naissent à la surface externe du foie ; 2.° les profonds, qui prennent leur origine dans le parenchyme de ce viscère et suivent toujours le trajet des vaisseaux sanguins.

Les lymphatiques superficiels du foie, qui prennent leur origine sur la surface externe de cet organe et principalement entre ses

---

1. *Vasorum lacteorum et lymphaticorum descript.*, *Lips.* 1784, t. 3 et 4.

deux membranes, suivent une marche assez particulière : ceux
de la face supérieure ou convexe de ce viscère se rendent tous vers
les ligamens. Nous examinerons d'abord les lymphatiques qui vont
au ligament suspensoir, et ensuite ceux qui rampent dans chacun
des ligamens latéraux. Le ligament suspensoir reçoit tous les lymphatiques de la partie moyenne de la surface convexe du foie : ils
s'y terminent en cinq ou six troncs principaux, dont deux ou trois,
assez considérables, passent par l'espace triangulaire du diaphragme
et se perdent dans une ou deux glandes situées sur le cœur dans
le médiastin antérieur. Les autres troncs montent jusqu'au diaphragme, se glissent entre celui-ci et le péritoine, de dedans en
dehors et de droite à gauche, descendent jusqu'au pilier gauche
de ce muscle, et se terminent enfin dans une ou deux glandes
lymphatiques situées entre le tronc de l'artère cœliaque, la capsule atrabilaire gauche et l'extrémité cardiaque de l'estomac. J'ai
vérifié cette terminaison sur plusieurs cadavres, que j'ai injectés à
cet effet. WERNER et FELLER [1] ont déjà décrit la terminaison des
lymphatiques du ligament suspensoir : mais ces anatomistes disent
que tous les troncs, au nombre de cinq à six, passent par l'espace
triangulaire du diaphragme et se terminent dans quelques glandes
qui sont placées sur le péricarde; ce que je n'ai jamais rencontré.
Les lymphatiques de la moitié droite du lobe droit se rassemblent dans
le ligament latéral du même côté, forment cinq à six gros troncs,
qui, parvenus entre les deux lames de ce ligament, constituent une ou
deux veines, lesquelles marchent, entre le diaphragme et le péritoine, parallèlement au bord postérieur et supérieur du foie, et parviennent jusqu'au tronc qui transmet la veine cave. Dans cet endroit ces veines lymphatiques, qui sont assez grosses et qui alloient
toujours en serpentant, se retournent presque à angle droit, descendent le long du pilier droit du diaphragme, et se terminent enfin

---

1. Ouvrage cité, p. 36.

dans une ou deux glandes lymphatiques qui se trouvent placées entre le ganglion semi-lunaire droit, la capsule surrénale du même côté, et derrière la veine cave. Autour de ces glandes se trouvent encore plusieurs autres, dans lesquelles les lymphatiques de la face inférieure du foie se terminent : nous aurons occasion d'en parler plus bas. WERNER ET FELLER [1] disent que les lymphatiques du ligament latéral droit se rendent, entre le diaphragme et le péritoine, jusque vers l'espace intercostal qui se trouve entre les dixième et onzième côtes, passent entre les deux chefs du diaphragme qui s'attachent à ces côtes, se joignent aux vaisseaux et nerfs intercostaux, continuent leur chemin parallèlement avec eux jusque vers le sternum, et se terminent dans une glande voisine de celles qui ont reçu des troncs du ligament suspensoir. Je n'ai jamais rencontré cette disposition dans les recherches que j'ai faites à cet égard.

Les vaisseaux lymphatiques de la partie supérieure et gauche du petit lobe du foie se réunissent en quelques branches, qui constituent bientôt deux à trois troncs principaux, lesquels continuent leur chemin entre les deux lames de ce ligament, sont ensuite reçus entre le diaphragme et le péritoine, marchent ainsi de devant en arrière, descendent sur le pilier gauche de ce muscle, et se terminent enfin dans une ou deux glandes voisines de celles dans lesquelles se perdent les lymphatiques qui viennent du ligament suspensoir.

Les lymphatiques de la face inférieure du lobe gauche se réunissent en partie en un ou deux gros troncs, qui se portent vers le sillon où la veine cave est reçue: parvenus en cet endroit, ils se retournent, descendent le long de cette veine et se terminent dans quelques glandes, qui sont placées entre la capsule atrabilaire gauche, la veine cave et le ganglion semi-lunaire du même côté.

---

1. Ouvrage cité, p. 33.

Les autres veines lymphatiques de ce même lobe passent en partie sur la vésicule du fiel, s'unissent à ceux qui y prennent naissance et se terminent dans les glandes qui se trouvent autour du conduit cystique.

Les vaisseaux lymphatiques de la face inférieure du lobe droit se rendent en partie autour de la veine cave, pour se terminer avec ceux du côté gauche qui prennent ce chemin ; mais la plus grande partie se rend vers le sillon transverse, pour se terminer dans les glandes qui entourent les vaisseaux qui entrent au foie. Une partie passe sur la vésicule, pour se terminer comme ceux du lobe gauche.

Les veines lymphatiques profondes du foie suivent absolument la marche des paquets des vaisseaux sanguins et accompagnent principalement les canaux biliaires. Par le moyen de l'injection, on peut assez souvent les suivre jusque vers les petits grains glanduleux. Il paroît qu'une partie de ces vaisseaux prend naissance sur les conduits biliaires, comme les injections que je citerai plus bas le prouvent. Ces lymphatiques, qui trouvent leur origine dans l'intérieur du foie, se réunissent peu à peu dans de plus gros troncs et se rendent enfin de chaque côté dans environ douze troncs principaux, que l'on trouve dans le sillon transverse ; de là ils suivent le trajet des vaisseaux sanguins, et principalement celui de l'artère hépatique, jusque vers le duodénum : arrivés à cet intestin, ils se jettent dans l'épaisseur de quelques glandes lymphatiques qui environnent cette artère.

Les lymphatiques du foie ont des communications très-multipliées entre eux. Il m'est souvent arrivé de voir, en injectant les lymphatiques superficiels de la surface convexe du foie, se remplir ceux qui accompagnent les vaisseaux et qui se rendent dans le sillon transverse. Tous les lymphatiques superficiels s'anastomosent ensemble par une infinité de petits rameaux, qui font des arcs et des réseaux assez agréables à voir. Cependant ce n'est pas seulement entre eux, mais aussi avec les canaux biliaires, que ces vaisseaux s'anastomosent. WALTER[1], en injectant le conduit hépatique, a quelquefois vu les vaisseaux lymphatiques superficiels du foie recevoir de la matière à injection. AMBODIK[2] a observé la même chose en injectant le conduit hépatique avec une matière colorante résineuse dissoute dans l'alcool : il dit encore[3] qu'en injectant les lymphatiques avec du mercure, il l'a vu revenir par la veine-porte ; ce qui m'est aussi arrivé une seule fois. Quant au premier fait, je l'ai vérifié bien souvent ; et même quelquefois les lymphatiques se sont remplis lorsqu'on injectoit l'artère hépatique.

§. VII. *Nerfs du foie.*

Les nerfs que le foie reçoit sont en très-petite quantité relativement à son volume ; ils tirent leur origine du grand plexus solaire. Ce plexus détache de sa partie moyenne et de sa face droite des rameaux assez considérables, qui s'anastomosent entre eux et forment de cette manière un plexus secondaire, lequel monte, de dedans en dehors et de gauche à droite, vers le foie, en suivant toujours le trajet de l'artère hépatique et en recevant des filets du plexus stomachique et du nerf vague. Dans les endroits où les nerfs s'unissent par anastomose, on remarque de petits renflemens que l'on peut comparer à des ganglions. Le plexus que je viens de décrire est ordinairement soudivisé en antérieur ou gauche et en postérieur ou droit. Le plexus antérieur répond à la branche gauche de l'artère hépatique ; il reçoit des nerfs assez considérables et en assez grande quantité, du plexus mésentérique supérieur et du nerf vague. Ce plexus suit la branche gauche de

---

1. *Annot. acad.*, p. 70 et 72.
2. *De Hepate*, p. 27.
3. *Idem*, p. 28.

l'artère hépatique, autour de laquelle ses filets s'anastomosent et qu'ils entourent jusque dans ses plus petites ramifications. Il donne aussi quelques petits filets au ligament rond du foie, au lobe de SPIEGEL, au lobe carré et au conduit veineux.

Le plexus postérieur ou droit répond à la branche droite de l'artère hépatique, autour de laquelle ses branches s'anastomosent à l'instar du plexus antérieur : il reçoit des filets de communication du plexus mésentérique supérieur, et d'autres très-petits des nerfs vagues. Il est plus considérable que le gauche, donne des branches à la vésicule du fiel et aux conduits biliaires jusque vers le duodénum, auquel il fournit quelques petites branches qui se distribuent à sa surface antérieure et supérieure; il en donne aux deux petits lobes du foie et à la tête du pancréas. Les nerfs de ce plexus suivent toujours la branche de l'artère à laquelle ils appartiennent, jusque dans leurs plus petites ramifications.

Ces deux plexus hépatiques communiquent ensemble par un assez grand nombre de filets, jusqu'à ce qu'ils aient pénétré dans la substance du foie même.

Le plexus hépatique postérieur fournit encore quelques filets qui rampent sur l'artère gastro-épiploïque droite et parviennent avec elle à la grande courbure de l'estomac et à l'épiploon gastro-colique. L'assemblage de ces filets a reçu le nom de plexus gastro-épiploïque droit.

§. VIII. *Conduits excréteurs de la bile.*

De chaque grain glanduleux du foie sort un petit conduit excréteur : ces petits canaux se rassemblent peu à peu dans de plus gros troncs, qui suivent toujours le trajet des paquets des vaisseaux du foie et viennent enfin dans le sillon transverse de cet organe, où ils sont assez gros et à peu près au nombre de douze; c'est là qu'ils obtiennent le nom de pores biliaires. De ces pores, les uns, ceux du côté droit, se réunissent et forment un tronc particulier; ceux du côté gauche se réunissent également en un seul tronc : ces deux troncs, dont le droit est le plus considérable, se rapprochent ensuite peu à peu vers le milieu du sillon transverse et se réunissent enfin, pour constituer un seul canal qui a reçu le nom de conduit hépatique. Celui-ci descend obliquement, de dedans en dehors, du côté droit de la veine-porte jusque vers l'intestin duodénum : mais avant d'y arriver il s'unit au conduit cystique, avec lequel il ne forme qu'un seul canal beaucoup plus large et qui porte le nom de conduit cholédoque, sur lequel nous nous reviendrons en décrivant la vésicule du fiel.

La structure des pores biliaires et du conduit hépatique étant la même que celle de la vésicule du fiel, nous l'exposerons plus bas en parlant de cette dernière. J'observe seulement que l'aspect réticulaire peut être aperçu, à l'aide de la loupe, jusqu'aux plus petites ramifications des pores biliaires.

Ces conduits sont très-dilatables. J'ai vu le conduit hépatique du diamètre d'un demi-pouce; le conduit cholédoque étoit alors très-resserré et permettoit à peine l'introduction d'une sonde très-mince. Les canaux biliaires sont extrêmement sensibles dans l'état maladif, comme le prouvent les douleurs vives et lancinantes qu'éprouvent les malades chez lesquels des calculs se trouvent arrêtés dans leurs parois.

§. IX. *Distribution des vaisseaux et des nerfs dans l'intérieur du foie.*

Avant de décrire le mode de distribution des vaisseaux dans l'intérieur du foie, j'ai encore à parler de la manière dont ils sont liés ensemble au moment de s'y rendre. Tous les troncs des vaisseaux et des nerfs qui se trouvent logés dans la scissure transversale du foie, sont unis par une grande quantité de tissu cellulaire et

couverts par un prolongement membraneux, continué du petit
épiploon. Glisson a donné à cet appareil le nom de capsule :
il a cru y apercevoir des fibres musculaires, et lui a attribué
pour cette raison une force contractile assez énergique et suffi-
sante pour activer la circulation du sang dans l'intérieur du foie.
Sous ce point de vue, quelques auteurs, en adoptant les idées de
Glisson, ont donné à cette même capsule le nom de cœur ab-
dominal : mais en examinant attentivement la structure de cette
partie, on est bientôt convaincu que les fibres musculaires n'y
existent pas et que conséquemment il n'y a aucun parallèle à éta-
blir entre les contractions d'un muscle et celles de cette capsule.
C'est ce tissu cellulaire de la capsule de Glisson qui suit les vaisseaux et les nerfs dans l'intérieur du foie, qui les unit, les dispose
d'une manière particulière et lie ces espèces de paquets, que
les vaisseaux forment dans cet organe. Chaque paquet renferme une
branche de la veine-porte, qui en constitue le vaisseau principal :
à côté de celui-ci se trouve placée une branche du conduit excréteur,
et de l'autre côté il y a un et quelquefois deux rameaux de l'artère
hépatique. Autour de ces artères se trouvent les nerfs, qui forment
des plexus, et les lymphatiques environnent tout le paquet. Enfin
on observe que chacun de ces derniers donne, à droite et à gauche, des branches qui forment autant de petits paquets, dont chacun se termine dans un des grains glanduleux dont est composée
la totalité du foie. Quelques-unes des artères, avant que de dis-
paroître dans les petites glandes, donnent des branches, qui traversent toute la masse du foie et se terminent sur la surface de ce
viscère, entre les membranes qui le recouvrent. C'est entre ces tuniques que l'on observe un nombre infini de branches artérielles, qui
s'y ramifient et se divisent ordinairement en trois rameaux, lesquels,
en divergeant, s'anastomosent avec des rameaux voisins fournis
par d'autres branches : il résulte de là un réseau artériel très-agréa-
ble à voir, et que Ruisch a représenté dans son ouvrage. La veine-

porte fait de même ; elle envoie à la surface du foie des rameaux qui se distribuent comme les artères : mais il est à observer que ceux-ci sont plus gros et en beaucoup plus petit nombre que ceux des artères.

§. X. *Description et structure des grains glanduleux qui composent la masse du foie.*

Le foie est composé d'une infinité de petits grains qu'on a comparés à une grappe de raisin, parce que chacun d'eux reçoit un petit faisceau de vaisseaux et de nerfs qui partent d'un plus grand, et que l'on a appelé pour cela *acini* en latin. Chacun de ces grains reçoit une branche de la veine-porte, une ou deux petites artères et quelques filets de nerfs qui entourent cette dernière ; et donne au contraire un petit conduit excréteur, une branche aux veines hépatiques et une autre branche aux vaisseaux lymphatiques.

Pendant long-temps on a été indécis sur la structure et la composition de ces grains. MALPIGHI croit qu'ils ne sont autre chose que des follicules creux, dans lesquels la bile est versée par les vaisseaux, et d'où elle est repompée par les commencemens des pores biliaires ; il pense que, lorsque la bile n'est pas résorbée comme cela doit avoir lieu, les follicules sont alors distendus et donnent naissance aux hydatides que l'on rencontre si souvent dans le foie.

RUISCH [1], au contraire, prétend que ces grains sont composés d'une infinité de vaisseaux entortillés sur eux-mêmes, et qui, lorsqu'ils sont écartés par la macération, représentent de petits pinceaux et ont l'aspect de petites pelottes de laine. Cet auteur a gravé dans son ouvrage un foie dont les grains sont parfaitement bien injectés. L'opinion de RUISCH fut adoptée par ALBINUS, qui lui-même compare ces grains injectés à des fleurs appelées roses de Jéricho, qui seroient inclinées les unes vers les autres.

---

1. *Thesaurus anat. IX*, n.° 59, t. **IV**, f. 1, 2, 3, 4.

Ferrein [1] crut voir des grains si petits dans le foie , qu'il en comptoit, dans l'espace d'une ligne carrée, plusieurs milliers, dont chacun se présentoit, suivant lui, comme un anneau formé en apparence par l'inflexion d'un filet ou vaisseau blanc extrêmement délié, qui sembloit tracer successivement plusieurs figures parallèles.

Haller [2] pense que ces grains glanduleux ne sont rien autre chose que des petits lobules, formés par une infinité d'autres plus petits et primitifs, qui sont enveloppés par le tissu cellulaire.

Winslow [3] soutient que les grains glanduleux du foie sont de nature pulpeuse et friable, enveloppés par une expansion de la capsule de Glisson; il assure que toutes ces expansions tiennent ensemble comme des loges d'abeilles. Selon lui, les grains du foie sont anguleux et polyèdres, élevés du côté de sa surface comme des bossettes, de manière qu'entre chaque grain il y a un léger intervalle : au reste, il les compare, relativement à leur texture, à une espèce de velours rayé.

Voici ce que des recherches assez multipliées m'ont appris à cet égard. Dans l'homme, ces grains glanduleux n'ont pas de figure constante : leur forme la plus commune est ovale ou approche de la ronde ; quelquefois ils sont anguleux, mais sans présenter de figure régulière. On aperçoit déjà la structure granuleuse du foie à l'extérieur et sans faire aucune préparation, à travers les membranes qui revêtent ce viscère : mais on les remarque beaucoup plus distinctement en détachant les tuniques ou en déchirant une portion du foie. Alors on voit qu'il est composé d'une infinité de petits grains liés par du tissu cellulaire , qui les enveloppe entièrement et qui est une continuation de celui de la capsule de Glisson. Cette enveloppe celluleuse est plus apparente

---

1. Mém. de l'acad. ann. 1749, p. 497.
2. *El. Ph.* t. IV, p. 517, 518.
3. *Exposit. anat.* tom. 3, p. 374, §. 285.

dans différens animaux que dans l'homme, et forme souvent comme
une enveloppe membraneuse. Les corps dont nous parlons, exami-
nés au microscope et sans être injectés, présentent une infinité de
petits vaisseaux, qui se recourbent en différens sens et forment des
arcs anastomotiques ; ce que l'on aperçoit beaucoup plus distinctement s'ils sont injectés. On ne connoît pas encore la manière dont
les conduits excréteurs de la bile prennent leur origine dans l'intérieur de ces petits grains : il paroît qu'ils naissent des rameaux
les plus déliés de la veine-porte, qui se recourbent pour former
l'origine des conduits biliaires, tandis que les autres branches de
la veine-porte, qui sont un peu plus considérables, se recourbent
pour former les commencemens des veines hépatiques.

C'est dans ces grains, comme j'ai déjà eu occasion de l'observer,
que les différens vaisseaux qui s'y rendent s'anastomosent de di-
verses manières. En injectant une matière tenue par la veine-
porte, on la voit d'abord revenir par les veines hépatiques ; en
liant celles-ci et en continuant l'injection, on la voit passer dans
les pores biliaires et revenir par le conduit hépatique. Si l'on injecte par l'artère hépatique, on voit la matière sortir par les pores
biliaires, par la veine-porte et par les veines hépatiques.

Walter [1] dit que les rameaux de l'artère hépatique se terminent
en partie sur la veine-porte, comme des vaisseaux exhalans, et il
croit même avoir aperçu les orifices béants et remplis de matière dans
l'intérieur des branches de la veine-porte ; ce que je n'ai jamais
pu voir. Si l'on pousse de la matière à injection dans l'intérieur
des pores biliaires, elle revient d'abord facilement par la veine-
porte ; ensuite, lorsque cette dernière est liée, elle passe dans les
veines hépatiques : très-rarement elle retourne par les artères hépatiques ; mais plus souvent, et ceci m'est arrivé quelquefois, la
matière passe dans les vaisseaux lymphatiques. Lorsque les veines

---

1. *Annot. acad.*, p. 92.

hépatiques sont injectées, la matière revient facilement par la veine-porte et très-rarement par les conduits biliaires.

En examinant un foie dont on a injecté tout le système vasculaire, on n'observe plus la chair qui compose cet organe, et on ne voit plus qu'une masse de vaisseaux remplis de matière. Ceci prouve que le foie est principalement composé d'une très-grande quantité de vaisseaux et de quelques nerfs, liés entre eux par un tissu cellulaire assez abondant; le tout enveloppé par deux membranes, dont l'une est propre à cet organe et dont l'autre est une continuation du péritoine.

§. XI. *Description et structure de la vésicule du fiel.*

La vésicule du fiel est un réservoir membraneux destiné à recevoir une partie de la bile sécrétée dans le foie, pour lui faire subir un travail particulier et pour la conserver jusqu'à ce que le secours de cette humeur soit nécessaire dans la digestion : elle est placée dans une fosse qui a été décrite plus haut, et y est fixée par du tissu cellulaire et par sa membrane externe, comme nous le verrons ci-après. Ce réservoir manque très-rarement dans l'homme. MORGAGNI[1] cite une circonstance où la vésicule n'existoit pas. ELWERT[2] a observé un cas pareil, dans lequel la fosse même qui contient cette vésicule manquoit; et où le conduit hépatique se terminoit directement dans le duodénum ; ce conduit et les pores biliaires étoient alors un peu plus dilatés que de coutume. On a quelquefois trouvé deux vésicules : MAYER[3] cite une observation semblable. HALLER[4] parle d'un cas analogue, et en rapporte un second où l'on a trouvé six petites vésicules les unes à côté des autres. Anciennement on croyoit que cet organe manquoit dans beaucoup

1. *De causis et sedibus morb. L. XLVIII*, p. 757.
2. E. GOTTL. ELWERT *Diss. de hepatide cum defect. nat. ves. fell.* Tubing. 1780, p. 7, S. 7.
3. *Beschreib. des ganzen menschl. Körp.* Tom. IV, p. 457.
4. *El. Ph.* T. VI, p. 520 et 524.

d'animaux : Haller étoit encore de cette opinion, et il dit positivement qu'il ne se rencontre ni dans l'âne, ni dans le cheval, ni dans l'éléphant, parce que véritablement dans ces quadrupèdes on ne le trouve pas attaché au foie. Mais Camper a prouvé que la vésicule du fiel existe dans ces animaux ; seulement chez eux elle est séparée du foie et cachée dans une duplicature du péritoine, à l'endroit où il se replie pour former la tunique externe de la partie convexe et droite du duodénum. Dans le fœtus ce réservoir est formé de très-bonne heure. Walter [1] dit avoir observé cet organe le vingt-deuxième jour après la conception ; ce que l'on peut à peine croire, parce que l'embryon lui-même est encore à peine visible à cette époque.

I. *Conformation externe de la vésicule.*

La forme de la vésicule du fiel est très-variable : cependant assez ordinairement sa figure est pyriforme. On distingue en elle une extrémité antérieure et obtuse, qui porte le nom de fond, une partie moyenne, nommée corps, et enfin une postérieure, mince et rétrécie, appelée col de la vésicule du fiel.

Ce réservoir est fixé de deux manières. Sa face, qui touche immédiatement le foie, y est liée, 1.º par un tissu cellulaire court et assez dense, et par quelques vaisseaux qui du foie se rendent vers la vésicule ; 2.º par la membrane externe qui revêt ce viscère et qui, parvenue vers la fosse de la vésicule du fiel, se sépare du foie, se réfléchit sur ce réservoir, tapisse sa face postérieure, se réfléchit ensuite derechef sur le foie, et de cette manière fixe solidement la vésicule à l'organe hépatique.

La capacité de la vésicule du fiel ne peut être évaluée exactement. Haller [2] cite un cas où elle renfermoit jusqu'à huit livres de bile, tandis qu'il a vu des vésicules si petites qu'à peine elles en contenoient quelques gouttes. On trouve, tant dans le cabinet

---

1. *Annotat. acad.* p. 45 *et sqq.*
2. *El. Ph.* tom. VI, p. 526.

anatomique de l'École de médecine de Strasbourg que dans la col-
lection particulière du Professeur LAUTH, une assez grande quantité de vésicules, aussi intéressantes par leur conformation particulière que par leur grandeur. Les plus considérables que l'on y
rencontre ont jusqu'au-delà de huit pouces de long sur deux
pouces et demi à trois pouces de diamètre, tandis que les plus
petites ont à peine un pouce de longueur sur un demi-pouce de
diamètre. Cependant, en prenant un terme moyen, on peut admettre que la vésicule du fiel renferme deux à trois onces de
bile dans l'état de santé.

II. *Structure de la vésicule du fiel.*

Ce réservoir est composé de plusieurs tuniques. Les anciens
anatomistes en admettoient quatre : 1.° la tunique externe,
qui est une continuation du péritoine; 2.° la tunique musculeuse; 3.° la tunique nerveuse; 4.° l'interne ou la réticulaire.
La tunique musculeuse est admise par presque tous les anciens
anatomistes : mais HALLER[1] révoque en doute son existence. Il
dit, en décrivant les fibres musculaires de cette membrane,
qu'elles sont luisantes (*splendidi*); et un peu plus bas, il ajoute:
Ductus et vesicula fellei fibras non conspicuas possideant. Suivant l'opinion des anciens, cette tunique devoit être regardée
comme une continuation de la tunique musculeuse des intestins.
Je n'admettrai, avec les anatomistes actuels, que trois tuniques
dans l'homme, qui sont l'externe, la celluleuse, et la réticulaire:
dans le bœuf la vésicule du fiel est composée de quatre tuniques
bien distinctes.

1.° La tunique externe, qui porte aussi le nom de tunique incom-
plète, est commune à la vésicule du fiel et au foie. En tapissant
la surface postérieure et inférieure de ce réservoir, comme nous
l'avons déjà vu, elle le fixe solidement à cet organe : il résulte de

---

1. *El. Ph.* t. VI, p. 526; *ibid.* p. 604.

cette disposition que, là où la vésicule adhère au foie, cette tunique n'existe pas ; ainsi ce réservoir n'a dans cet endroit que deux tuniques.

2.° La seconde tunique, qui a reçu des anciens le nom de nerveuse et que les anatomistes modernes désignent aujourd'hui sous le nom de cellulaire, est une couche de tissu cellulaire assez dense, qui enveloppe toute la vésicule du fiel ; elle est plus épaisse et plus compacte sur la face qui adhère au foie que vers celle qui est libre, parce que la première n'est composée que de deux tuniques, tandis que l'autre en a trois. Cette membrane est d'une texture plus lâche à sa surface libre, parce qu'elle est coupée par un grand nombre de vaisseaux qui se distribuent sur la vésicule et la parcourent en tout sens : elle donne la solidité et la forme particulière à la membrane interne. C'est elle qui opère cette structure réticulaire de la tunique interne, en liant entre eux les petits plis qui forment intérieurement ces élévations et constituent de cette manière ces beaux réseaux dont nous parlerons plus bas, qui disparoissent entièrement quand on en sépare cette membrane. C'est dans cette tunique que se distribuent les artères et veines cystiques, qui vont se perdre et s'anastomoser sur la membrane interne.

3.° La troisième tunique, qui est la plus interne, a reçu le nom de villeuse des anciens anatomistes, qui la regardoient comme une continuation de celle du même nom des intestins, continuation qui devoit avoir lieu par le conduit cholédoque. A cause de sa structure, on lui a donné le nom de tunique réticulaire. Cette membrane est assez mince et teinte en jaune par la bile qui y est contenue ; elle est d'une texture molle et très-facile à déchirer, et présente à sa face interne une infinité de petits enfoncemens qui pour la plupart sont hexaèdres, mais qui n'ont pas toujours une figure constante, et qui peuvent assez bien être comparés, en gros, à la tunique interne de cette partie de l'esto-

mac des ruminans appelée bonnet. Les bords élevés qui circonscrivent ces enfoncemens ne sont que des duplicatures de la membrane interne, qui, comme nous avons déjà eu occasion de
l'observer, sont liées et fixées par du tissu cellulaire interposé
ainsi que par la tunique cellulaire, et qui disparoissent entièrement
lorsque l'on détache cette dernière. Il paroît que cette structure
a lieu pour augmenter l'étendue de la surface interne de cette
membrane. Les bords de cette tunique sont plus élevés en
quelques endroits que dans d'autres et forment par là d'assez grands
replis, que l'on a comparés à des valvules, et qui se trouvent
principalement dans le col de la vésicule et dans le commencement du conduit cystique. Je décrirai ces valvules à l'occasion de
ce conduit. Quelques auteurs, tels que BIANCHI[1], RUISCH[2] et
VICQ D'AZYR[3], ont fait mention de glandes qui doivent se trouver
entre la tunique réticulaire et la cellulaire de la vésicule; ils les
ont principalement observées dans le bœuf, le cochon et d'autres
quadrupèdes. Ils remarquent tous que dans l'homme ces glandes
sont extrêmement petites et à peine visibles; qu'elles doivent être
plus multipliées vers le col que vers le fond de la vésicule, et
placées dans les petites élévations qui forment les réseaux. Ils
comparent leur grosseur à celle d'une tête d'épingle. VICQ D'AZYR
dit avoir remarqué, à l'aide d'une loupe, les orifices béans de ces
glandes dans l'intérieur de la vésicule. Je n'ai jamais pu les observer, ni dans l'homme, ni dans le bœuf, ni dans le cochon; mais
j'ai toujours trouvé une disposition particulière dans la distribution des artères, et je la décrirai à l'occasion de ces dernières. Relativement au développement successif de la vésicule du fiel, j'ob-
serverai que dans les premiers mois de la grossesse elle est très-
petite, repliée sur elle-même et absolument vide, mais que sa

---

1. *Hist. hep. tom.* 2, *p.* 978.
2. *Thes. annt. ep. anat.* V, p. 8, tab. V, fig. 3.
3. Hist. et Mém. de la Soc. de méd. ann. 1777 et 1778, p. 25 et suiv.

surface interne est alors lisse, polie et humide. Vers le sixième mois de la gestation, on y rencontre quelques gouttes d'une liqueur blanche et limpide, et ce n'est qu'après cette époque que commence la sécrétion de la bile : alors la membrane interne établit peu à peu ses rides et prend un aspect totalement réticulaire.

III. *Vaisseaux de la vésicule du fiel.*

La vésicule reçoit différentes espèces de vaisseaux, qui se ramifient tous dans la membrane cellulaire et se terminent enfin sur la tunique interne. Ces vaisseaux sont, 1.º l'artère cystique, 2.º les veines cystiques, 3.º les vaisseaux lymphatiques.

L'artère cystique vient de la branche gauche de l'artère hépatique, se rend vers le col de la vésicule du fiel, auquel elle donne un ou deux rameaux ; elle s'avance ensuite vers sa face libre et se divise en deux rameaux qui marchent presque parallèlement, et qui pour cette raison ont reçu le nom d'artères jumelles. Ces rameaux se divisent à l'infini entre les deux membranes internes et forment de cette manière des réseaux très-agréables. Enfin toutes les petites branches qui résultent de ces divisions vont se terminer dans l'intérieur de la membrane réticulaire et s'y distribuent, de manière que toutes les ramifications se terminent dans les bords élevés des réseaux : c'est là que toutes ces petites branches s'anastomosent ensemble et dessinent très-agréablement, quand elles sont injectées, les bords de chacun des réseaux. De ces petites artères sort enfin, à droite et à gauche, une multitude de petites branches, qui se distribuent et se terminent dans les enfoncemens des réseaux et forment des anastomoses et des réseaux plus petits. Une partie de ces artérioles présente des orifices exhalans, ce que l'on observe quelquefois au microscope. Si l'injection réussit bien, on voit souvent la matière passer dans l'intérieur de la vésicule du fiel, ce qui m'est arrivé quelquefois : les autres petites branches se terminent au contraire par anastomose avec les veines ; rien de plus commun en effet que de voir les veines cystiques remplies lorsqu'on injecte les artères. Lorsque l'injection est parfaite, on voit souvent la tunique interne toute rouge et comme entièrement composée de vaisseaux. WALTER [1] pense que les artères se terminent en partie sur les parois des veines, à l'instar des vaisseaux nourriciers, ce que je n'ai jamais pu observer.

Les veines qui se rendent à la vésicule du fiel sont en assez grande quantité, et se terminent toutes dans la veine-porte; elles se réunissent en quelques petits troncs, qui aboutissent, chacun séparément, à la branche droite de cette veine. WALTER [2] dit qu'elles forment de très-beaux réseaux, dont les ramifications se terminent par des orifices béans, comme tuméfiés, dans l'intérieur de la vésicule du fiel : il croit qu'elles sont destinées à pomper la partie la plus fluide de la bile ; ce que je n'ai jamais pu apercevoir : les injections démontrent même le contraire. Je parlerai plus bas des usages des artères et des veines cystiques.

Les vaisseaux lymphatiques de la vésicule sont en très-grand nombre : ils prennent naissance sur la tunique interne, se rassemblent peu à peu en branches plus considérables, et se terminent enfin en quelques petits troncs. Ceux-ci se rendent tous vers le col de la vésicule du fiel, reçoivent quelques autres lymphatiques qui viennent de la partie moyenne de la face inférieure du foie, passent transversalement sur la vésicule et s'anastomosent avec ceux de ce réceptacle. Toutes ces veines lymphatiques parvenues vers le col de ce réservoir, se réunissent en troncs plus considérables, au nombre de quatre à six, et vont, parallèlement à l'artère cystique, vers le paquet des vaisseaux qui sortent du foie, pour s'y terminer dans quelques glandes qui se trouvent placées entre les vaisseaux sanguins.

IV. *Nerfs qui se distribuent sur la vésicule.*

Les nerfs qui se rendent à la vésicule du fiel viennent tous du

1. *Annot. acad.* p. 78.
2. *Ibid.* p. 78 et *sqq.*

plexus hépatique postérieur ou droit ; ils sont assez multipliés et suivent le trajet de l'artère cystique , en s'anastomosant autour d'elle, comme ceux qui se rendent au foie le font autour des branches de l'artère hépatique. Parvenus sur la vésicule, ils se distribuent sur toute la surface de ce réceptacle, en accompagnant toujours les artères. Il paroît que ce sont les nerfs et les vaisseaux lymphatiques que Haller et d'autres anatomistes ont pris pour des fibres musculaires.

V. *Conduit cystique.*

Le col de la vésicule du fiel s'amincit peu à peu, se retourne ensuite presque à angle droit et se termine enfin en un canal assez étroit, qui, après avoir fait un chemin d'un pouce et demi à deux pouces, s'unit, sous un angle aigu, avec le conduit hépatique, et forme avec lui un canal commun appelé cholédoque , qui sera décrit plus bas. Le conduit cystique est assez étroit et a environ le diamètre du canal hépatique : ses parois sont minces et composées de deux tuniques seulement; une interne, qui est une continuation de la tunique réticulaire de la vésicule du fiel et qui présente la même structure et les mêmes propriétés que celle-ci ; et une externe celluleuse, qui est une expansion de celle du même nom , de la vésicule du fiel. Dans le commencement du conduit cystique , on trouve trois ou quatre petits replis que l'on a comparés à des valvules et dont la grandeur est variable : leur forme est semi-lunaire, ils sont flottans dans l'intérieur de ce canal ; une de leurs faces est convexe et tournée vers le conduit cholédoque , l'autre est concave et regarde la vésicule du fiel. Ces replis ne bouchent pas entièrement la cavité du conduit cystique et laissent aisément pénétrer la bile dans l'intérieur de la vésicule , mais ils empêchent un peu l'écoulement trop facile de cette humeur dans le duodénum. Autour de ces espèces de valvules on observe une assez grande quantité de follicules muqueux , destinés à lubréfier l'intérieur de ce canal et à garantir en même temps sa face interne de l'acrimonie de la bile. WALTER[1] a très-bien représenté ces valvules.

VI. *Conduit cholédoque.*

Le conduit commun qui résulte de la réunion du canal cystique avec le conduit hépatique, est de largeur à permettre l'introduction d'un tuyau de plume à écrire ; il descend de dedans en dehors et de droite à gauche, s'avance vers le duodénum, passe entre les tuniques de cet intestin, et, après s'être glissé dans l'étendue d'un pouce entre ses membranes, il s'y termine à la face interne de sa seconde courbure par un bourrelet garni d'une petite valvule. Cette valvule, qui est une duplicature de la tunique interne, est construite de manière à laisser tout sortir facilement, mais elle empêche que rien n'y entre, pas même l'air.

Avant que d'arriver à l'intestin duodénum, le conduit cholédoque reçoit le conduit pancréatique, qui s'y ouvre de manière que ces deux canaux versent en même temps l'humeur qu'ils conduisent dans l'intérieur du duodénum. Dans des cas très-rares, on a vu le conduit cholédoque s'ouvrir seul dans cet intestin : j'ai observé une fois ce cas ; le conduit pancréatique se terminoit à un pouce et demi plus bas que le conduit cholédoque. On trouve dans le cabinet de M. LAUTH, dont j'ai déjà eu occasion de parler, deux préparations pareilles, dans lesquelles le conduit pancréatique se termine plus d'un pouce et demi plus bas que le conduit cholédoque.

Les anciens ont attribué encore à la vésicule du fiel une autre espèce de vaisseaux, auxquels ils ont donné le nom de conduits hépatico-cystiques. C'est ainsi que NOLLINGER[2] décrit des vaisseaux qu'il a vu sortir du foie pour se rendre directement dans la vésicule ; il cite beaucoup d'autres auteurs qui prétendent avoir observé la même chose. BIANCHI[3] assure

---

1. *Annot. acad.* pl. IV.

2. *De existentia ductuum hepatico cysticorum in homine.* GREIFSWALD, 1742, p. 13.

3. *Hist. hep.* t. I, p. 112.

les avoir trouvés sur le bœuf, le cheval, le cochon, etc. On ne
peut ajouter foi à ces opinions : car, depuis que l'on a plus de
facilité à disséquer des cadavres humains et que l'on examine ces
parties avec plus de soin et d'attention , on ne trouve nulle part
des exemples des faits rapportés par ces auteurs ; c'est pour cette
raison que je ne m'arrêterai pas plus long-temps à prouver leur non-
existence. Les conduits cystique , hépatique et cholédoque sont
très-dilatables ; on les trouve très-souvent d'une grosseur à pouvoir
admettre le petit doigt et même plus encore : on conserve dans
les différens cabinets des préparations qui prouvent ce fait.

SECONDE SECTION.

FONCTIONS DU FOIE.

Après avoir fait connaître la structure de toutes les parties qui concourent à la composition de l'organe fabricateur de la bile, nous devons nécessairement en venir à l'examen de la manière dont cette humeur est sécrétée et transmise dans le canal alimentaire ; ensuite aux propriétés physiques et chimiques du produit de la sécrétion ; et enfin aux usages auxquels la bile est destinée dans l'économie animale. Nous parlerons d'abord du lieu où la bile est sécrétée.

§. I. *La bile est sécrétée dans le foie, et non dans la vésicule du fiel.*

Divers auteurs respectables, tels que SYLVIUS, VIEUSSENS et autres, ont cru que la bile n'étoit pas sécrétée dans le foie seul, mais que la vésicule du fiel en produisoit aussi une espèce différente de celle du foie : ils se fondoient sur ce qu'ils avoient trouvé à la bile cystique des qualités différentes de celles de la bile hépatique ; ils insistoient particulièrement sur ce que la première est manifestement plus amère, plus épaisse et plus concentrée. Quelques modernes ont suivi cette opinion, et ils l'ont étayée des argumens suivans.

1.º L'artère cystique est plus considérable qu'il ne le faudroit, si elle étoit destinée seulement à nourrir la vésicule du fiel.

2.º La vésicule du fiel reçoit une assez grande quantité de rameaux de la veine-porte, qui se distribuent sur elle, et qui doivent en conséquence contribuer à la sécrétion de la bile cystique ou même l'opérer entièrement.

3.° La membrane interne de la vésicule a une structure qui lui est propre, ce qui pourroit faire croire qu'il s'opère par elle une sécrétion particulière.

4.° La bile cystique a des qualités tout-à-fait différentes de la bile hépatique.

Cependant toutes ces preuves sont incomplètes et leur ensemble n'offre rien de concluant ; on peut leur opposer les considérations suivantes.

1.° L'artère cystique ne sert pas seulement à nourrir la vésicule, mais elle fournit aussi les matériaux d'une sécrétion particulière, qui consiste dans l'exhalation d'un fluide propre à lubréfier les parois de la vésicule du fiel et à défendre cette dernière contre les impressions nuisibles qu'une bile trop âcre pourroit y produire. Je crois avoir assez démontré cette sécrétion par le résultat des injections que j'ai faites à ce sujet dans les vaisseaux cystiques.

2.° Les veines qui viennent se rendre sur la vésicule ne peuvent pas être regardées comme des branches qui sortent de la veine porte, mais on doit les considérer comme des racines qui vont s'y jeter. En effet, si les veines cystiques étoient destinées à une sécrétion, si leur fonction ne consistoit qu'à conduire le sang vers la vésicule, il faudroit qu'il y eût une troisième espèce de vaisseaux, comme au foie, pour ramener le sang dans le torrent de la circulation.

Mais admettons pour un moment que la bile cystique ait des propriétés totalement différentes de celles de la bile hépatique : cette circonstance seule ne suffiroit pas pour prouver que la première est sécrétée dans la vésicule. Ne peut-il pas se faire que l'humeur bilieuse, fabriquée dans le foie et conduite dans la vésicule, y éprouve par son séjour des changemens dans sa composition ?

De plus, quelques cas pathologiques viennent à l'appui de notre
opinion. Lorsque le canal cystique est obstrué par une pierre ,
lorsque la communication entre le foie et la vésicule est totalement
interceptée par la présence d'un corps étranger ou lorsqu'elle est
détruite de toute autre manière , on ne rencontre point de bile
dans la vésicule, comme on devroit cependant s'y attendre dans
la supposition qu'elle sécrète cette humeur. Au lieu de cette
humeur , on n'y rencontre qu'un fluide aqueux et glaireux, en
très - petite quantité , et dans ce cas on observe que la vésicule à
très-peu de capacité et qu'elle est resserrée sur elle-même. Lieutaud [1] parle d'une circonstance où l'entrée de la vésicule étoit entièrement bouchée par une concrétion pierreuse ; elle ne contenoit
que quelques gouttes d'une humeur aqueuse et mucilagineuse, et
étoit tellement rétrécie sur elle-même qu'au premier coup d'œil elle
paroissoit manquer totalement. Walter [2] a observé un cas semblable. Nous avons très-souvent eu occasion de rencontrer des
cas pareils à notre amphithéâtre, et nous avons toujours observé
cette même disposition. Au surplus , les expériences sur les animaux vivans prouvent que quand on lie le conduit cystique d'un
animal , la vésicule du fiel reste vide ou ne renferme qu'un peu
de mucus. Ces expériences ont été faites par Haller [3], qui les rapporte dans sa physiologie.

§. II. *Usages de la veine - porte et de l'artère hépatique.*

Après avoir prouvé que c'est le foie seul et non la vésicule du fiel
qui sécrète la bile , il nous reste à déterminer dans quelle espèce

1. Essais anatomiques, p. 3o6.
2. *Annot. acad.* p. 84, §. 5.
3. *El. Ph.* t. VI , p. 582.

de sang l'organe hépatique puise les matériaux pour la confection de cette humeur. Dans l'adulte ce viscère présente, comme nous l'avons déjà vu, deux espèces de vaisseaux, qui sont, 1.º l'artère hépatique, et 2.º la veine-porte. Comme, dans tous les autres organes, les sécrétions sont opérées par les artères, on pourroit être tenté d'admettre la même opinion pour le foie. C'est aussi celle qu'ont eue Sylvius, et beaucoup d'autres ; ce dernier dit que le cérumen de l'oreille, qui est une substance analogue à la bile, est également sécrétée du sang artériel ; d'autres ont pensé que l'artère hépatique est trop considérable pour être destinée seulement à la nutrition de l'organe hépatique, et que, par cette raison, elle devoit contribuer à la sécrétion de la bile ou même l'opérer toute seule. Mais la structure et la disposition particulière de la veine-porte, qui, quoique contenant du sang veineux, fait ici l'office d'une artère, ramasse le sang des organes de la digestion, l'apporte au foie, l'y distribue, et forme par ses ramifications la plus grande partie de cet organe, démontre assez qu'elle est destinée à des usages particuliers qui sont la sécrétion de la bile. Outre cela, le sang de la veine-porte paroît avoir des propriétés particulières, qui le rendent plus apte à la sécrétion de la bile que celui contenu dans l'artère hépatique : enfin les expériences de Haller prouvent évidemment que c'est la veine-porte qui est seule chargée de cette fonction. Cet auteur [1] a lié l'artère hépatique sur un chien vivant, et cependant la sécrétion de la bile a continué à se faire comme auparavant.

La distribution de l'artère hépatique dans l'intérieur du foie nous démontre qu'elle est destinée à deux usages principaux : elle se divise dans toutes les parties de cet organe et donne un ou deux rameaux à chacun des grains glanduleux dont il est composé, ce qui prouve évidemment que, comme les artères bronchiques

---

1. *El. Ph.* t. **VI**, p. 601.

dans les poumons, celle-ci est destinée à nourrir le foie. Mais elle fournit aussi aux canaux excréteurs de la bile des petites branches, qui se terminent dans leur intérieur : ceci est prouvé par les injections qui pénètrent très-facilement des artères dans l'intérieur des conduits excréteurs ; et il en résulte qu'à l'instar de l'artère cystique dans la vésicule du fiel, l'artère hépatique est accordée au foie pour y sécréter une humeur, propre à lubréfier l'intérieur des canaux biliaires et qui les protège contre l'action stimulante et irritante de la bile.

§. III. *Cours du sang dans l'intérieur du foie.*

En examinant attentivement la structure et la disposition du système de la veine-porte, qui fait l'office d'une artère dont le sang né reçoit plus de mouvement du cœur, et qui se distribue dans un organe d'une texture ferme et où les vaisseaux ne paroissent pas jouir de la faculté de se contracter, on devroit être porté à croire que le sang n'y circule que très-lentement : ceci paroîtroit encore plus probable, si, en admettant les principes des mécaniciens, on calculoit les effets du frottement, qui augmentent à mesure que le fluide est contenu dans des canaux plus étroits. Mais, comme cet organe est très-actif et sécrète sans interruption une très-grande quantité de bile, il faut bien que le sang y circule avec assez de vitesse ; d'ailleurs il se trouve une force accessoire hors du foie, qui aide à accélérer le mouvement de ce fluide dans l'intérieur de ce viscère. La force dont il s'agit, réside dans les mouvemens alternatifs du diaphragme. Ce muscle, qui descend et remonte alternativement dans la partie supérieure du bas-ventre par l'effet de la respiration, entraîne avec lui le foie qui, comme nous l'avons dit plus haut, lui est intimement attaché. Nul doute que ce mouvement de totalité n'influe d'une manière sensible sur la marche progressive du sang dans l'intérieur du foie et ne contribue par là à activer la sécrétion de la bile. Aussi voyons-nous que cette sécrétion est en défaut et que le foie est ordinairement malade dans les personnes qui mènent une vie sédentaire, qui ont constamment la poitrine resserrée, comprimée, le tronc penché en avant ; il se fait des stases dans les viscères du bas-ventre, et de là résultent pour le foie des engorgemens et enfin des squirrosités : par ces embarras la bile est sécrétée en moindre quantité ; de là surviennent des constipations dans les organes digestifs, des flatuosités, de mauvaises digestions, etc., et enfin tout l'ensemble des maux hypochondriaques.

§. IV. *Propriétés vitales et organiques du foie.*

Cet organe jouit d'une vitalité égale à celle des autres viscères glanduleux. Sa force contractile n'est pas considérable relativement à sa structure qui est assez serrée et compacte ; il est assez extensible : on observe souvent que dans certaines maladies il s'engorge et devient d'un volume considérable, il diminue peu à peu par l'usage des remèdes convenables et revient enfin à son volume primitif.

La sensibilité animale ou de relation de ce viscère est très-foible dans l'état de santé. HALLER, après beaucoup d'expériences qu'il a faites à ce sujet, le range parmi les organes qui ne la possèdent point. On a institué beaucoup d'expériences, relativement à l'irritabilité de ce viscère, sur des chiens vivans ; on leur a coupé des portions du foie et on l'a intéressé de différentes autres manières, sans que ces animaux aient donné des marques de douleur. Mais dans l'état de maladie cet organe devient très-sensible ; ses inflammations qui sont extrêmement douloureuses nous en offrent une preuve.

L'action du foie est plus ou moins énergique, suivant les différens climats et les divers tempéramens. Dans les hommes qui habitent les contrées méridionales, ce viscère a une action bien plus marquée : chez eux, il est moins volumineux mais plus foncé en couleur et sécrète une plus grande quantité de bile ; ceci est nécessaire, parce que les forces de leurs organes digestifs sont beaucoup moins considérables. Par les mêmes raisons les maladies bilieuses sont beaucoup plus fréquentes dans ces climats, et cette action s'étend même jusqu'à la peau et en change la couleur ; car on observe que, dans ces contrées, les habitans ont le teint jaune et sont en même temps plus maigres que ceux des pays froids. Dans ces derniers au contraire le foie est plus volumineux, son tissu est plus graisseux, il a moins d'action, il est plus inerte et sécrète une plus petite quantité de bile, qui est moins âcre, moins stimulante et moins forte. Chez les habitans de ces pays on rencontre aussi moins souvent le tempérament bilieux, qui est si commun et presque général dans les contrées chaudes : aussi les habitans des climats septentrionaux [1] sont-ils plus gras, moins forts et beaucoup moins sujets aux maladies bilieuses ; leur peau est plus molle et plus blanche.

Nous n'avons aucune donnée relativement au mode d'action que le foie exerce sur le sang, pour en sécréter la bile ; il paroît que cette sécrétion est l'effet d'une élaboration particulière et propre à cet organe, mais dont nous ne pouvons pas encore nous rendre raison.

Le stimulus naturel du foie paroît être le sang de la veine-porte ; c'est lui qui excite cet organe à entrer en action et à sécréter la bile. Cette action est secondée dans quelques circonstances par la présence des alimens dans l'estomac ou dans l'intestin duodénum : on observe que si celui-ci est rempli d'alimens, la sécrétion de la bile est plus abondante ; le contraire a lieu pendant l'état de vacuité de ces organes. Il paroît que c'est par la membrane interne,

---

1. Sous le nom de pays septentrionaux je ne comprends pas ici les régions glaciales.

qui se continue avec celle des conduits biliaires, que cet organe
est stimulé, et que l'effet de ce stimulus est d'exciter une sécrétion
plus abondante de bile dans un moment où la nature en a besoin.
Différens médicamens ont une action particulière sur ce viscère
et provoquent une sécrétion plus abondante de la bile : d'autres au
contraire, et principalement les remèdes astringens, diminuent cette
sécrétion, en reserrant et crispant les conduits excréteurs ; il arrive
souvent qu'après l'usage trop long-temps continué et trop souvent
réitéré de ces remèdes, on a produit des jaunisses, des obstructions
et des indurations dans le foie.

Cet organe sympathise avec tous les autres viscères. Lorsque
ses fonctions ou celles des autres organes sont altérées, les siennes
et réciproquement celles des autres viscères qui lui correspondent
se dérangent. C'est ainsi que l'on remarque qu'un grand nombre
de personnes qui ont un vice organique au foie se plaignent
d'une douleur à l'épaule. Tissot[1] a très - souvent observé cette
disposition. Whytt, au rapport de Tissot, a vu dans quelques
cas une foiblesse et une insensibilité au bras, à la cuisse et à la
jambe droite, produites par une suppuration au foie.

Les calculs biliaires, en irritant la membrane interne de la
vésicule du fiel et des conduits excréteurs, produisent souvent
des nausées et des vomissemens et surtout une douleur fixe
au creux de l'estomac : si cette douleur est accompagnée d'une
teinte jaune de la peau et d'une couleur grise des excrémens,
on peut être sûr que le foie est malade ; et assez fréquemment
on rencontrera dans ces cas des calculs biliaires.

Cet organe sympathise singulièrement avec les poumons : on a
très-souvent observé des asthmes à la suite de maladies du foie.
Tissot a trouvé par la dissection quatre calculs dans la vésicule
du fiel chez un homme qui avoit été fréquemment attaqué de

---

1. Traité des nerfs et de leurs maladies. Paris, 1789, tom. II, vol. II, p. 100.

spasmes très-violens de presque toutes les parties du corps, excepté les reins et la vessie.

La sympathie entre le foie et les intestins est très-marquée: on observe souvent, comme je l'ai dit plus haut, des jaunisses et d'autres maladies du foie, produites par des substances irritantes et astringentes prises intérieurement.

L'action des passions influe beaucoup sur cet organe : on a souvent vu des jaunisses occasionées par une frayeur subite, une colère qui supprimoit sur-le-champ la sécrétion de la bile, en opérant le resserrement des conduits excréteurs ; dans ces cas il se développoit une fièvre d'une nature particulière, comme dans la suppression de la transpiration, dans celle des urines et d'autres sécrétions.

Le foie sympathise évidemment avec la tête : les suppurations si connues et si fréquentes, qui ont presque constamment lieu lors des plaies du cerveau et de ses enveloppes, en sont une preuve incontestable.

§. V. *Phénomènes de la sécrétion de la bile.*

Après avoir prouvé que c'est la veine-porte qui fournit le sang nécessaire à la sécrétion de la bile, il nous reste à indiquer les phénomènes de cette fonction. La veine-porte mène au foie tout le sang qui retourne des organes digestifs : ce sang paroît avoir des qualités particulières ; et différens auteurs prétendent qu'il est plus noir que celui des autres veines ; qu'il renferme du suc graisseux, des vapeurs des excrémens ; qu'il est d'une qualité amère, et qu'il contient même une liqueur alcalescente. En effet ce sang est plus noir et plus fluide que celui contenu dans les autres veines ; il paroît qu'il subit, par la lenteur avec laquelle il circule dans le système de la veine-porte, quelques changemens qui le rendent plus apte à la sécrétion de la bile. Une autre question peut encore

être élevée à ce sujet ; savoir, si la bile est contenue de toutes
pièces dans le sang? M. Deyeux [1], en faisant l'analyse du sang
d'un homme attaqué de jaunisse depuis trois ans, n'y a pas
trouvé, ainsi que dans l'urine, la moindre trace de bile, mais seulement un principe colorant, qui y existoit sans qu'aucune autre
propriété de la bile s'y fît sentir. Il seroit très-intéressant de
continuer ces expériences, sur lesquelles nous avons encore si
peu de données. Mais, quoi qu'il en soit, que la bile soit contenue
de toutes pièces dans le sang ou non, celui-ci recèle toujours
les matériaux nécessaires pour sa sécrétion.

Chaque petit grain glanduleux du foie reçoit un rameau de la
veine-porte et est composé, comme nous l'avons dit plus haut,
d'une quantité considérable de vaisseaux liés ensemble par du
tissu cellulaire, et enveloppés d'une expansion de celui de la
capsule de Glisson. Ces vaisseaux s'anastomosent ensemble dans
ces grains, et c'est là que s'opère la sécrétion de la bile. Les plus
petits rameaux de la veine-porte se replient et forment le commencement des radicules des canaux biliaires ; les plus considérables se terminent en formant l'origine des veines hépatiques,
qui ont des anastomoses plus fortes et plus prononcées avec la
veine-porte. Il paroît donc que le sang subit dans l'intérieur
du foie un changement particulier que nous ne connoissons
pas encore, qu'il est séparé par l'action de ce viscère en deux
parties, dont l'une, plus fluide, passe dans les plus petites anastomoses qui sont les commencemens des pores biliaires, et l'autre,
qui est plus épaisse et plus consistante, entre par les anastomoses
plus larges et plus prononcées dans les veines hépatiques, et est
ainsi ramenée dans le torrent de la circulation. Le liquide qui
est entré dans les origines des pores biliaires, avance peu à peu
dans de plus grosses branches et enfin dans les pores biliaires

---

1. Considérations chimiques et médicales sur le sang des ictériques. Paris, an XII.

et le conduit hépatique; mais pendant qu'il suit ce trajet, il subit quelques changemens qui méritent d'être remarqués.

Les vaisseaux lymphatiques qui accompagnent en grand nombre les canaux biliaires, et qui prennent en partie naissance sur eux, enlèvent la portion la plus fluide de cette humeur; celle-ci, à mesure qu'elle avance dans les conduits biliaires, devient plus épaisse, plus concentrée et plus amère par son séjour dans ces conduits. Les branches de l'artère hépatique contribuent aussi en quelque manière à la progression plus facile de la bile dans les canaux biliaires, en sécrétant, comme les artères cystiques, une humeur muqueuse qui garantit en même temps ces canaux de l'âcreté de la bile : une partie de ce mucus est mêlée à cette humeur, et c'est sans doute par cette sécrétion des artères que la bile reçoit la majeure partie de l'albumine qui y est contenue. Voilà, d'après mon idée, la manière la plus vraisemblable dont la sécrétion de la bile s'opère ; elle me paroît être fondée sur la structure et la disposition de l'organe fabricateur de ce liquide.

§. VI. *Influence de la rate sur la sécrétion de la bile.*

Il n'est pas de mon sujet de décrire ni la structure ni la position de la rate ; si je parle ici de ce viscère, ce n'est que pour considérer ses fonctions dans le rapport qu'elles me semblent avoir avec celles du foie. Cet organe reçoit une grande quantité de sang qui lui est apporté par l'artère liénale, laquelle est très-considérable et la principale branche du tronc cœliaque. Ce viscère n'a point de conduit excréteur ; c'est pourquoi même encore de nos jours on n'est pas bien d'accord sur ses usages. Tout le sang que reçoit la rate en ressort par la veine liénale, qui forme la racine la plus considérable de la veine-porte. Cette circonstance a donné lieu à quelques physiologistes de croire que ce sang subit dans la rate un changement particulier qui le rend plus apte à la sécrétion de la bile ; Haller [1], Richerand [2] et autres, ont admis cette opinion. Mais Busch [3] prouve par des expériences directes que le sang de la veine liénale n'est pas différent de celui des veines mésentériques, et après lui Saunder [4] démontre par des expériences faites sur des chiens vivans, que le sang de la veine liénale ne présente pas d'autres propriétés que celui de l'artère de ce nom, et que même sans le concours de la rate la bile est sécrétée en même abondance : en effet cette humeur a présenté les mêmes propriétés dans un chien sur lequel on avait fait l'extirpation de la rate, que dans un autre qui possédoit encore ce viscère. D'autres physiologistes pensent que la rate ne sert qu'à recevoir une très-grande quantité de sang, qui en est exprimée quand l'estomac est rempli d'alimens et se rend par la veine liénale dans le foie, dans lequel une plus grande quantité de sang doit nécessairement provoquer une sécrétion plus abondante de bile qui dans le moment de la digestion devient nécessaire. Cette opinion est enseignée depuis long-temps à notre École par le Professeur Lauth, et c'est aussi celle qui me paroît la plus vraisemblable. Dumas [5] pense qu'indépendamment de ses fonctions relatives au foie, la rate n'est pas étrangère à la sécrétion du suc gastrique ; il croit qu'elle est destinée à recevoir le superflu de ces liqueurs, comme fait la vésicule du fiel pour le foie.

§. VII. *Quantité de bile sécrétée dans un certain espace de temps.*

La quantité de bile sécrétée dans un temps donné est très-diffi-

1. *Prim. lin. phys.* Gœtt. 1757, p. 314.
2. Nouv. Élém. de Phys. Par. an X, tom. I, p. 67.
3. *Dissert. de liene.* Arg. 1774, §. 14.
4. Traité de la struct. des fonct. et des malad. du foie ; trad. de l'angl. p. Thomas. Paris, an XIII, p. 25 — 3o.
5. Principes de Physiologie. Par. XI, tom. IV, p. 6ıo et suiv.

cile à déterminer. HALLER [1] a rassemblé à ce sujet un grand nombre de faits consignés dans les auteurs, mais desquels on ne peut rien conclure de certain. Entre autres il rapporte un cas, où il s'écouloit quatre onces de bile cystique, dans l'espace de six heures, chez un malade qui avoit été blessé au côté droit. BIAN-CHI [2] croit que le foie ne sécrète qu'une à deux onces de bile dans l'espace de vingt-quatre heures. HALLER [3] pense que la quantité de bile sécrétée dans l'espace de vingt-quatre heures, est de vingt-quatre onces, dont un sixième passe dans la vésicule du fiel, et les autres cinq sixièmes coulent directement dans le duodénum.

Il est très-probable que le foie sécrète une quantité de bile considérable, dans l'intervalle d'un jour. En effet cet organe est extrêmement volumineux et reçoit beaucoup plus de sang que les reins, qui, quoique plus petits, sécrètent une bien plus grande proportion d'urine. Mais il est très-difficile, et je regarde même comme impossible, de déterminer exactement la quantité de bile sécrétée dans un espace de temps donné. Elle doit différer relativement à l'âge, au tempérament de l'individu, au genre de nourriture, à la température de l'atmosphère et à beaucoup d'autres circonstances. D'ailleurs on ne peut faire aucune expérience à ce sujet sur l'homme vivant et dans l'état de santé, et c'est ordinairement sur des malades que l'on opère; ainsi l'on est forcé de recueillir des observations dans un état contre nature, ce qui, comme on peut le présumer, rend les expériences fautives et incertaines.

§. VIII. *Partage de la bile sécrétée entre la vésicule du fiel et le duodénum.*

La bile sécrétée et contenue dans les pores biliaires passe dans

---

1. *El. Ph.* t. VI, p. 605.
2. *Hist. hep.* Génèv. 1725, p. I, cap. XXI, p. 116.
3. *El. Ph.* t. VI, p. 606.

le conduit hépatique, qui la transmet dans le conduit cholédoque,
d'où elle est portée en partie dans la vésicule du fiel et en partie
directement dans le duodénum. Au premier abord, on devroit croire
que la bile ne retourne pas du conduit cholédoque dans la vésicule du fiel, attendu que celui-ci s'unit sous un angle fort aigu avec
le conduit hépatique, ce qui donneroit lieu de penser que la bile
passe plutôt directement du conduit hépatique dans le cholédoque
et sans rétrograder dans la vésicule. Mais il est à observer que le
conduit hépatique et le canal cystique sont placés presque horizontalement (dans l'homme considéré étant debout) et qu'il y a
quelquefois une circonstance qui empêche la bile de se rendre
directement dans le duodénum. Cette circonstance consiste dans
l'affaissement dans lequel se trouve cet intestin, lorsqu'il est en
état de vacuité. Dans cet état l'extrémité du conduit cholédoque
qui rampe dans l'intérieur des tuniques de l'intestin, est com-
primé, et la bile est alors obligée de chercher une autre issue.
Elle s'accumule dans le conduit que nous venons de nommer, et
bientôt elle enfile le canal cystique, qui la transmet à la vésicule
du fiel.

Les anciens ont cru, comme nous verrons plus bas, que ce
n'est que la matière excrémentitielle de la bile, qui est déchargée
dans le duodénum, et que la matière la plus fine repasse dans
le foie par le conduit hépatique. Mais aucune partie de la bile ne
repasse dans le sang que dans les cas de maladies, comme lorsque
le conduit cholédoque est obstrué par un calcul ou resserré par
un spasme qui réside, soit dans ses tuniques soit dans celles de
l'intestin duodénum; ce que l'on observe quelquefois dans la co-
lique des peintres. On sait que la maladie qui résulte du reflux de
la bile dans le sang, a reçu le nom de jaunisse et qu'elle est
assez fréquente.

§. IX. *Changemens que la bile éprouve dans la vésicule du fiel.*

: La bile hépatique qui est portée dans la vésicule du fiel, éprouve, quand elle y a séjourné pendant quelque temps ; des changemens manifestes dans ses propriétés. La bile hépatique est assez fluide, peu épaisse, peu colorée, jaunâtre et n'a que peu d'amertume. La bile cystique au contraire est épaisse, de couleur verte plus ou moins intense et même souvent noirâtre, et très-amère, de sorte qu'une seule goutte de cette humeur suffit pour donner à une once d'eau une amertume très-considérable. Les changemens que la bile éprouve dans la vésicule sont produits, 1.º par son séjour dans un réservoir chaud, exactement fermé, et couvert supérieurement par le foie et inférieurement par les intestins ; 2.º par l'absorption de la partie la plus tenue par les vaisseaux lymphatiques, dont la vésicule est pourvue en assez grande quantité ; et 3.º enfin par l'addition du mucus que les artères cystiques ont sécrété. On a cru encore que la vésicule laissoit suinter à travers ses membranes la partie la plus liquide de la bile, et cette opinion est fondée sur ce que les viscères voisins sont souvent teints en jaune : mais il est constaté que ce phénomène n'a pas lieu pendant l'état de vie, et qu'il n'est jamais qu'un effet de la mort, qui fait naître des pores inorganiques dans les différentes parties du corps.

§. X. *Histoire des opinions des anciens sur l'utilité du foie et de la bile.*

L'historique des différentes opinions sur les utilités du foie et de la bile, est sans doute un objet très-intéressant pour le médecin philosophe : il nous enseigne, d'abord, comment peu à peu l'esprit humain a créé des hypothèses pour tâcher de se rendre raison des divers phénomènes de la vie organique ; et ensuite comment il est successivement parvenu, à l'aide de l'observation et de l'expérience, à dévoiler les plus profonds secrets de la nature.

Hippocrate a émis différentes opinions sur les usages du foie : il a vu en lui l'organe qui donne naissance aux veines [1], comme le cœur donne naissance aux artères; et il dit que de ces deux organes le sang et l'esprit vital sont portés dans toutes les parties du corps. Il reconnoît encore dans ce viscère une autre propriété, celle de donner naissance à la bile [2]; ce qui nous prouve que le père de la médecine avait déjà une idée très-exacte de la sécrétion de cette humeur : relativement au mécanisme de cette sécrétion, il a pensé [3] que le foie attire la partie bilieuse des alimens pour en extraire la bile, et que la partie sanguine en est attirée par le cœur qui donne naissance aux veines jugulaires, lesquelles se distendent dès que l'on a pris des alimens.

Galien [4] réfute l'opinion d'Hippocrate et croit que le cœur n'est nullement destiné à la formation du sang, mais que ce travail appartient exclusivement au foie : il établit que les substances alimentaires digérées par l'estomac et les intestins, sont reçues par les veines mésaraïques, portées dans le foie, où elles sont changées en sang, et que les parties rejetées dans le travail de la sanguification sont déposées en partie dans la vésicule du fiel, qui reçoit la bile jaune, et en partie dans la rate, où se rend la bile noire, pour que ces deux humeurs excrémentitielles soient enfin rejetées entièrement hors du corps. Cet auteur se représentoit la bile sous la forme d'une humeur âcre et irritante, destinée seulement à servir de stimulant dans l'intérieur du canal alimen-

---

1. Hipp. op. omn. Genev. 1657. in-fol. *cura Foesii*, *pag.* 382, *lin.* 19.

2. *Ibidem*, *p.* 498, *lin.* 30. *Sanguinis quidem certe fons est cor ; pituitæ caput, aquæ lien, bilis locus in jecore.*

3. *Ibid.* p. 502, l. 37.

4. Galenus *de usu part.* l. *IV*, cap. 2, 3, 4, 5; *id. l. V*, cap. 3, 4, 5.

taire, pour déterminer la déjection des matières fécales, et il la comparoit pour cette raison à un lavement naturel. Cette théorie fut adoptée par toute l'école Galénique, et fut presque généralement enseignée jusqu'à la découverte des vaisseaux lymphatiques.

Pour rendre les opinions des anciens sur la sécrétion de la bile plus intelligibles, je dois donner ici un aperçu de l'idée qu'ils se formoient sur la circulation du sang. Ne connoissant pas les vrais usages des artères, ignorant totalement l'existence des vaisseaux lymphatiques, ils se sont imaginés que les veines étoient destinées à porter le sang vers toutes les parties du corps, et que de là ce fluide retournoit derechef vers le cœur : ils admettoient en même temps que les veines étoient destinées à la fonction de l'absorption. En appliquant cette théorie aux fonctions du système de la veine-porte, ils enseignoient que les veines du mésentère absorboient le chyle contenu dans les intestins, auquel ils donnoient le nom de crème; que par ces veines la crème étoit conduite dans le foie par la veine-porte, où elle devoit subir un travail particulier par lequel elle étoit changée en sang; ils ajoutoient que le sang doit ensuite passer par les veines hépatiques dans la veine cave, et de là dans l'oreillette droite, qui par ses contractions le pousse dans le ventricule du même côté, où il est échauffé par le feu vital qui se trouve dans le ventricule gauche; qu'il est de nouveau expulsé par les contractions du ventricule et ressort par le même chemin par lequel il est entré, pour se distribuer par les deux veines caves dans toute l'étendue du corps.

Van-Helmont [1] est le premier qui ait réfuté cette opinion : il a enseigné que la bile est destinée à purifier la crème et à lui donner le premier degré de transmutation en sang : mais il ob-

---

1. *Op. med. Amstelod.* 1742, in-4.°, p. 166.

scrve que ce n'est que la partie la plus fine et la plus déliée de la bile qui est employée à cet usage, et que celle que l'on rencontre dans le duodénum n'en est que la partie excrémentitielle, qui doit être rejetée hors du corps.

SYLVIUS [1] crut que la bile et le suc pancréatique faisoient effervescense par leur union, et que c'est par cette effervescence que le chyme étoit séparé des parties grossières. Cette opinion fut adoptée et enseignée par ses disciples ; et dans des temps plus modernes par ETTMÜLLER [2] et autres.

GLISSON [3] et BARTHOLIN ont enseigné que le foie ne donne pas naissance aux veines et n'est pas non plus destiné à la transformation du chyle en sang : cette opinion, vivement soutenue par BARTHOLIN, occasiona une querelle littéraire entre cet auteur, DEUSING et BILS, qui défendoient celle de GALIEN ; cette dispute fit éclore plusieurs traités, qui parurent sous des titres allégoriques. SENNERT [4] a renouvelé dans des temps postérieurs l'opinion de GALIEN, en regardant la bile comme une matière excrémentitielle et comme un produit vicieux de la nature, lequel est destiné à être excrété pour qu'il ne corrompe pas le sang.

BAGLIVI [5] crut que la bile étoit mêlée au chyme, pour aider à le changer en sang et en même temps à le garantir de la putréfaction. STAHL pensoit que la bile étoit destinée à accomplir la fermentation du chyle qui a commencé dans l'estomac. HOFFMANN [6] soutint que la bile cystique étoit un purgatif naturel, qui devoit nettoyer et stimuler la membrane villeuse des intestins pour la déterminer à l'expulsion des excrémens, et il compare pour

---

1. *Op. omn. Amstelod.* 1680, in-4.°, p. 14, §. 15.

2. *Op. med.* t. I, p. 96, 97.

3. *Anat. hep. cap.* 35, 36.

4. *Instit. med.* Wittenb. 1628, in-4.°, l. I, cap. IX, p. 67.

5. *Op. omn. cura Santon.* Antwerp. 1715, in-4.°, p. 434 *et sqq.*

6. *Med. rat. syst. Halæ* 1739, vol. I, p. 187, §. XX *et sqq.*

cette raison cette humeur à une médecine universelle du canal alimentaire : mais la bile hépatique, qui coule goutte à goutte et continuellement du conduit cholédoque dans le duodénum, est suivant lui une humeur douce qui aide à la digestion, et qui, quand elle est mêlée au suc pancréatique, émousse l'âcreté du chyle, en favorisant la mixtion des matières grasses et huileuses avec les autres alimens. BOERHAAVE [1] regarde la bile comme un corps savonneux, à l'aide duquel l'huile contenue dans la matière alimentaire est rendue miscible à l'eau ; suivant ce physiologiste elle a aussi la propriété de dissoudre les substances résineuses et tenaces, ainsi que les humeurs coagulées, et de diminuer la qualité stimulante des sels. Cette théorie a été adoptée par VAN SWIETEN [2], GAUBIUS et les autres élèves de BOERHAAVE, excepté HALLER [3], sur l'opinion duquel je reviendrai plus bas. HALLER a ajouté que ce savon étoit formé d'une huile et d'un alcali volatil. LIEUTAUD [4] et d'autres ont conservé cette même opinion. ROEDERER [5] ne prononça rien sur la nature de la bile, quoique le résultat de ses expériences fût opposé à celui qu'auroit fourni un corps savonneux. METZGER [6] eut la même idée que ceux qui viennent d'être nommés. SCHROEDER et KÜCHELBECKER sont les premiers qui aient nié la nature savonneuse de la bile. WEBER [7] pense que les parties graisseuses contenues dans la bile sont destinées à émousser les acides les plus caustiques et à leur donner un caractère d'innocuité : il croit en même temps qu'elle agit

---

1. *Prælect. acad. edid. Haller. Gœtt.* 1745, vol. I, p. 432, 433 *et seq.*
2. *Comment. in* HERMANNI BOERHAAVE *aphorism. Lugd. Bat.* 1766, t. 1, p. 208.
3. *Prim. lineæ phys. Gœtt.* 1765, p. 333, §. 725.
4. *Elem. Phys.* p. 141.
5. *Exp. circa natur. bilis. Dissert. sub præsid.* SPIELMANN. *Argent.* 1767, p. 58, §. 38.
6. *Grundriss der Physiologie. Kœnigsb.* 1783, p. 152.
7. *Physikalisch-chemische Untersuchung thierischer Feuchtigkeiten*, p. 1678, d'après GOLDWITZ.

sur nos intestins comme une matière balsamique, dont la partie résineuse sert à les stimuler pour exciter leur mouvement péristaltique.

Voilà donc un abrégé des opinions sur la composition et les utilités de la bile, jusque vers le temps de la restauration de la chimie, qui de nos jours a mieux fait connoître les principes constituans de cette humeur, et c'est de cette source que nous devons attendre des données plus certaines sur la fonction et les usages auxquels elle est destinée dans l'économie animale. Je vais en conséquence entrer dans quelques détails sur les propriétés physiques et chimiques de la bile, d'après les travaux des chimistes actuels ; ensuite je parlerai de son action sur les matières alimentaires.

§. XI. *Propriétés physiques et chimiques de la bile.*

Comme il est extrêmement difficile de recueillir de la bile hépatique pour l'examiner, on a renoncé au projet de la soumettre à l'analyse chimique, et on a tourné toutes ses vues vers la bile cystique ; aussi c'est sur elle qu'ont été faites toutes les expériences tentées jusqu'à ce jour. En donnant le précis de ce que les auteurs ont consigné d'important et de curieux sur cette humeur animale, je vais, en premier lieu, parler des propriétés physiques, et ensuite, je retracerai les qualités chimiques de la bile, autant que l'exacte analyse les a fait connoître jusqu'à ce jour.

I. *Propriétés physiques de la bile.*

La bile est une humeur plus ou moins visqueuse suivant les différens âges de la vie et les divers tempéramens. Elle est plus dense que l'eau ; sa pesanteur spécifique est à celle de ce liquide comme 1,024 est à 1,000. Sa couleur est d'un jaune verdâtre plus ou moins intense et de différentes nuances, ce qui varie selon l'âge et le tempérament. On l'a trouvée bleue dans le serpent à sonnettes. On remarque que plus la couleur de la bile est foncée, plus cette humeur est forte et exaltée. Elle est en général très-amère, et son amertume est plus intense dans les animaux carnivores que dans les herbivores ; on remarque que la nourriture influe beaucoup sur sa couleur : c'est ainsi que Boehmer [1], ayant nourri des animaux avec de la garance, a observé que leur bile étoit légèrement teinte en rouge.

L'odeur de la bile est fade et animale : elle est tout-à-fait particulière et propre à cette humeur ; souvent elle a quelque chose d'aromatique, et quelquefois elle approche un peu de celle de l'ambre, surtout lorsqu'elle éprouve un commencement de putréfaction.

La bile agitée par un moyen mécanique devient écumeuse, ce qui a été regardé depuis long-temps comme un indice de sa nature savonneuse.

II. *Propriétés chimiques de la bile.* [2]

La bile exposée à une chaleur douce s'épaissit, perd la plus grande quantité de son poids et se réduit environ au huitième de sa masse : l'eau qui s'en exhale a une odeur fade et nauséeuse. La bile ainsi épaissie porte le nom d'extrait de bile, et est alors une masse solide, d'un brun foncé, d'une saveur amère : elle se ramollit à une chaleur douce ; elle est ductile, poisseuse, attire l'humidité de l'air, est dissoluble dans l'eau, fait légèrement effervescence avec les acides, et prend à la longue l'odeur de l'ambre ou du musc.

L'extrait de bile chauffé dans une cornue, donne d'abord une eau trouble, ensuite un liquide brun, très-fétide, qui contient du carbonate et du zoonate d'ammoniaque, et il passe un mélange

---

1. *Dissert. de effect. rub. tinct. Argent.* p. 24.

2. Voy. Fourcroy, Syst. des connoiss. chim. t. X, p. 21 et suiv.

gazeux, composé de gaz acide carbonique, d'hydrogène carburé et sulfuré; dans la cornue il reste un charbon, sur lequel il se fait après quelques momens une efflorescence de carbonate de soude. En incinérant ce résidu charbonneux et le lavant dans de l'eau froide, on retire près de la moitié de carbonate de soude, du phosphate de chaux, et très-peu de fer.

La bile, versée dans de l'eau, la traverse et tombe au fond sans s'y mêler; mais elle s'y dissout à la longue d'elle-même, et en très-peu de temps lorsqu'on l'agite. Cette dissolution verdit le sirop de violette et teint en violet la décoction de curcuma.

Les acides versés sur la bile produisent des précipités abondans, dont une partie reste suspendue en flocons. Si on filtre la liqueur, la matière qui reste sur le filtre a la nature d'une albumine coagulée, qui, séchée et exposée sur le feu, brûle comme une résine. En évaporant la liqueur qui a passé par le filtre, on obtient trois espèces de crystallisations, qui sont d'abord un sel à base de soude, un autre à base de chaux, qui crystallise en aiguilles, et un troisième, que l'on a pris pour une substance analogue au sucre de lait.

Par ce qui vient d'être dit, nous voyons que les acides agissent de trois manières différentes sur la bile.

Ils en coagulent l'albumine, qui est précipitée en grumeaux;

Ils en séparent la matière huileuse, en s'emparant de la soude qui la tenoit en dissolution;

Ils décomposent les sels phosphoreux qu'elle contient.

Les différens acides agissent chacun d'une manière particulière sur la bile.

L'acide sulfurique concentré la coagule en flocons denses et la colore fortement; le même acide étendu d'eau ne fait que la verdir.

L'acide nitrique à froid forme un précipité vert, qui, chauffé, devient d'un jaune doré, et dont une portion est changée en acide oxalique et en acide prussique.

L'acide muriatique oxigéné lui donne une couleur laiteuse et en précipite des paillettes, analogues à celles qui composent les pierres biliaires.

Le précipité de la bile par les acides est formé de deux substances, dont l'une est animale, et l'autre est composée d'un corps huileux qui n'est pas encore bien connu. On les sépare par l'alcool, qui dissout la dernière sans toucher à la première.

Celle-ci, qui est de nature résineuse et qui a été comparée à l'adipocire par M. de FOURCROY, a les propriétés suivantes. Elle est de couleur grisâtre, insipide au goût ou très-peu amère, et paroît être une substance composée d'albumine et de gélatine.

Les alcalis ont une action très-foible sur la bile; ils la rendent plus fluide et altèrent un peu sa couleur. Les dissolutions de baryte et de strontiane en précipitent un phosphate terreux indissoluble. Elle s'unit à toutes les matières végétales que l'eau peut dissoudre; d'après les expériences du célèbre chimiste que je viens de citer, la bile dissout les huiles d'une manière marquée, et les rend miscibles à l'eau, avec laquelle elle forme une espèce d'émulsion.

L'alcool versé sur la bile la coagule et en précipite des flocons d'albumine. Il dissout ensuite le savon biliaire et sa matière colorante. Versé sur l'extrait de bile, il en dissout la partie savonneuse sans toucher à l'albumine. L'éther n'a que très-peu d'action sur cette humeur. La manière dont la bile se conduit avec les humeurs animales n'est pas encore bien connue.

De l'analyse que nous venons d'exposer il suit que la bile contient:

Une grande quantité d'eau;

De la soude;

Une matière huileuse unie à cette dernière dans l'état savonneux;

Une matière colorante, combinée avec l'espèce de savon pré-
cédent;

Une substance huileuse, amère et odorante;

Une substance animale coagulable;

Une espèce de corps sucré analogue au sucre de lait;

Des sels de plusieurs espèces; et enfin

De l'oxide de fer.

Nous allons reprendre toutes ces matières, pour voir comment
on est parvenu à les découvrir dans la bile.

L'eau est le véhicule et la matière la plus abondante de la
bile : on l'en sépare au moyen de la distillation, et alors elle est
toujours chargée d'un principe odorant et a une odeur fade, souvent analogue à celle de l'ambre.

La soude, qui dans la bile se trouve dans l'état caustique, est
combinée à une matière huileuse, dont on peut la séparer au
moyen des acides, mais elle s'y trouve en trop petite quantité
pour constituer un savon saturé; on la rencontre dans les cendres
de la bile brûlée, et c'est elle qui donne à ces dernières la propriété de verdir le sirop de violettes : on ne connoît pas la proportion dans laquelle elle est contenue.

La matière huileuse renfermée dans la bile et unie à la soude,
est un principe très-intéressant à connoître. Quelques chimistes
la comparent aux résines : M. de FOURCROY, d'après les expériences
qu'il a faites sur cette substance, dit que par ses caractères, qui
tiennent le milieu entre ceux de la graisse, de la résine et de l'a-
dipocire, elle semble résister à les imiter tous trois ou se rap-
procher de chacun d'eux, suivant qu'on la traite.

La matière colorante de la bile est intimement liée à la substance grasse; sa nature n'est pas encore bien connue.

La substance amère et odorante, qui a été reconnue par VAN-
BOCHANTE, ne paroît pas être un corps tout formé dans la bile,
mais une partie de la matière huileuse dissoute qui surnage.

La matière animale coagulable est précipitée et coagulée par les acides; elle se trouve en assez grande quantité dans la bile et la rend visqueuse et filante : on l'a reconnue pour de l'albumine. Quelques chimistes ont cru trouver de la gélatine mêlée avec elle; mais cela n'est pas encore prouvé.

L'existence de la substance sacharine, analogue au sucre de lait, n'est pas encore bien démontrée; on a seulement soupçonné sa présence par la saveur douceâtre de l'extrait de bile et le commencement de la fermentation vineuse à laquelle cette humeur est susceptible de passer.

On a encore peu parlé des sels contenus dans la bile : les réactifs démontrent qu'elle contient du phosphate de chaux, qui souvent forme des concrétions dans l'intérieur du foie.[1] La soude surabondante s'unit quelquefois à l'acide phosphorique; et enfin on a trouvé quelques traces de muriate de soude.

L'oxide de fer est regardé par M. de FOURCROY comme un principe accidentel.

Voilà donc les résultats les plus intéressans de l'analyse de la bile : je terminerai en parlant de ses utilités dans la digestion ou de son action sur les substances alimentaires.

§. XII. *Utilité de la bile dans la digestion.*

Les physiologistes modernes ne sont pas encore bien d'accord sur l'effet que la bile produit lorsqu'elle est mêlée au chyme. J'exposerai ici quelques-unes des opinions les plus intéressantes, émises de nos jours; mais je dirai d'abord quelques mots sur la manière dont le mélange de ces deux matières est opéré.

Les alimens mâchés, mêlés de salive, parvenus dans l'estomac, sont imprégnés du suc gastrique, qui aide à les dissoudre et à

---

[1] J'ai rencontré très-souvent de pareilles concrétions, qui étoient quelquefois contenues dans les rameaux de la veine-porte.

les changer en une bouillie; ils passent peu à peu, par les contractions de ce réservoir, à travers le pylore dans l'intestin duodénum : à mesure qu'ils y arrivent ils rencontrent de la bile
mélée au suc pancréatique. La première a été exprimée de la
vésicule du fiel par la distension de l'estomac, qui, en se remplis-
sant d'alimens, se redresse de manière que sa grande courbure,
d'inférieure qu'elle étoit, monte et devient antérieure ; par ce mécanisme la vésicule du fiel et le foie lui-même sont comprimés.
La bile qui y est contenue est donc obligée de sortir; et comme
elle ne peut remonter vers le foie, attendu que tous les rameaux
des conduits excréteurs de ce viscère sont eux-mêmes remplis,
il faut nécessairement qu'elle descende dans le duodénum, et là
elle est mêlée au suc pancréatique, comme je viens de le dire.
M. Richerand [1] pense que la bile est expulsée de la vésicule
par les contractions de cette dernière, qui est stimulée par l'irrita-
tion que produit la masse chymeuse sur la membrane interne du
duodénum, et qui se continue jusque dans la vésicule par la
membrane interne du conduit cholédoque et du conduit cystique.

Les matières alimentaires ainsi mêlées avec la bile et le suc
pancréatique, éprouvent différens changemens, sur lesquels les
physiologistes ne sont pas encore bien d'accord.

Haller [2] pense que la bile rend les huiles et les substances
graisseuses miscibles à l'eau; qu'elle dissout les matières caillées,
telles que le lait et autres, et qu'elle change toute la masse des
substances alimentaires en une bouillie homogène. Il rapporte à
ce sujet, pour preuve de son opinion, l'observation suivante : dans
un malade ictérique les matières fécales étoient de couleur grise,
sur lesquelles surnageoient quelques gouttes de graisse, qui, dès
que la maladie fut guérie, ne se rencontroient plus. Il croit encore

---

1. Nouveaux élémens de physiologie, Paris an X, tom. 1, p. 69.
2. *El. Ph.* t. VI, p. 608 *et sqq.*

que la bile sert à neutraliser l'acidité des alimens; que c'est elle qui cause le sentiment d'appétit en stimulant les intestins qui sont vides, et que par cette même force stimulante elle provoque les mouvemens péristaltiques du canal alimentaire et par là l'excrétion des matières fécales. Il est bien prouvé que si un malade est affecté de jaunisse, ordinairement il souffre d'obstructions plus ou moins opiniâtres. C'est pourquoi dans cette maladie on a proposé de donner de la bile intérieurement comme médicament, pour suppléer dans la digestion à celle qui manque et qui devrait remplir cet office.

GOLDWITZ [1] croit que les substances alimentaires commencent à subir une espèce de fermentation dans l'estomac, qu'elles passent ensuite dans le duodénum, où elles sont mêlées tant à la bile hépatique qu'à la bile cystique unies au suc pancréatique; il pense que par l'action de ces humeurs la bouillie alimentaire est rendue plus fluide et la fermentation commençante hâtée par ce moyen. Selon lui la fermentation acide est changée par la bile en spiritueuse; ce liquide chasse les gaz de leurs différentes combinaisons, rend les sels moins stimulans, diminue la cohésion des parties huileuses avec d'autres substances et constitue avec elles, et sans l'intermède de mucilages, une espèce de crème qui surnage la partie supérieure du chyme et reçoit alors le nom de chyle.

M. de FOURCROY [2] enseigne que la masse alimentaire digérée dans l'estomac, parvenue dans le duodénum et mêlée avec la bile, éprouve une décomposition, ainsi que cette humeur elle-même, qui est partagée en deux matières, dont l'une liquide contient l'alcali, les sels, une partie de la substance animale et le corps sucré; cette partie se combine avec la partie la plus dissoluble des alimens digérés, et forme avec elle le chyle. L'autre

---

[1]. *Versuch einer wahren Physiologie der Galle*, p. 173.

[2]. Syst. des connoiss. chim. t. X, p. 49; *ibid.* p. 380, 381.

matière de la bile, composée de l'albumine coagulée et de l'huile concrescible colorée, âcre et amère, se précipite concrète, grumelée, ou disposée à prendre cet état, et s'unit aux parties féculentes, solides, ligneuses, osseuses et non digérées des alimens; elle se condense avec celles-ci le long du tube alimentaire, qui en exprime par ses contractions le suc chyleux pompé par les vaisseaux lymphatiques; les parties non digérées sont desséchées peu à peu et enfin transmises hors du corps.

M. Richerand [1] dit que le fluide mixte pancréatico-biliaire versé sur la masse chymeuse, la pénètre, la fluidifie, l'animalise, sépare la partie chymeuse de la portion excrémentitielle et précipite tout ce qui n'est pas nutritif.

M. Dumas [2] croit que la bile sert à atténuer les alimens, sépare les huiles de leurs combinaisons et paroît être principalement destinée à exciter le mouvement péristaltique des intestins, qui languit lorsque ce fluide n'est pas sécrété en assez grande quantité, comme le prouvent les cas des malades attaqués de jaunisse qui sont presque toujours constipés. Non-seulement il soutient que la bile stimule les parois internes des intestins, mais son action lui paroît aussi être en rapport avec les forces sensitives et contractiles des vaisseaux absorbans. Il pense que leurs radicules (*villi*) ressentent spécialement l'effet de son impression et que c'est elle qui par sa qualité stimulante les dispose à pomper et à recevoir le chyle; enfin c'est par cette force stimulante de la bile sur le système lymphatique que cet auteur explique le sentiment de la faim et de la soif.

L'emploi de la bile dans la digestion a donné lieu, comme on voit, à des recherches multipliées et à des considérations importantes. Voici de quelle manière je pense qu'on peut concevoir et

---

1. Nouv. Élém. de Phys. tom. I, p. 70.

2. Principes de Physiologie, Paris an XI, tom. IV, p. 375.

analyser les effets de cette humeur dans la fonction sur laquelle elle a une si grande influence.

Les utilités de la bile peuvent être envisagées sous deux points de vue différens qui sont, 1.º son action sur la bouillie alimentaire, et 2.º celle qu'elle produit sur les organes digestifs étant mêlée avec les alimens.

1.º L'action principale de la bile sur les substances alimentaires est de les séparer en deux parties, dont l'une est le chyle qui doit être repompé par les vaisseaux lactés ; et dont l'autre, qui forme les excrémens, est peu à peu portée vers l'intestin rectum .et est enfin rejetée hors du corps. Il paroît que c'est à la bile que le chyle doit sa formation : aussi la bouillie alimentaire ne présente pas encore les propriétés de ce liquide avant que d'être mêlée à l'humeur biliaire. Je ne crois pas que la bile serve à rendre miscibles au chyme les huiles et les graisses contenues dans les substances alimentaires, puisque, avant d'arriver dans le duodénum, elles sont déjà mêlées ou suspendues dans la bouillie alimentaire qui dans l'estomac forme un fluide homogène ; et je pense que l'alcali contenu dans la bile ne sert qu'à tenir les divers principes constituans de la bile en dissolution parfaite.

2.º L'action que la bile exerce sur les intestins est la suivante: elle stimule les parois du tube alimentaire et excite par là leur mouvement péristaltique qui est nécessaire à la progression du chyme ; par son âcreté et sa force stimulante elle provoque et augmente la sécrétion du suc entérique, qui diminue le frottement et l'irritabilité de la membrane interne des intestins, et facilite l'avancement du fluide alimentaire dans l'intérieur du canal intestinal ; elle excite les extrémités des vaisseaux lymphatiques à pomper et à attirer le chyle, et provoque enfin la déjection des matières fécales qui sans son secours ne s'effectueroit pas naturellement.

FIN.

9 782019 658243